醫療大觀園

避免成爲看病劉姥姥的就醫指南

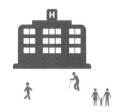

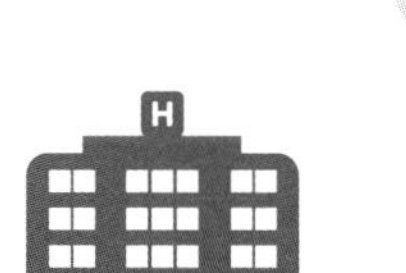

莊錦豪｜著

第1章

這樣的人為什麼得到這樣的疾病？從孔子哀嘆弟子染惡疾說起

第2章

「十步之內 必有芳草」好醫生怎麼找？

第3章

「美奇的禮物」、醫病溝通和敘事醫學

第4章

淨手護眾生

第5章

塊肉餘生 vs. 全人醫療

第6章

醫療大觀園

第7章

良藥苦口？還是良藥虎口？

第8章

醫療不一定有常規，也常常沒有標準答案

第9章 健康檢查：益壽延年還是驚恐連連

第10章 最後一片葉子和克服疾病的力量

【推薦序】

從關懷與溝通開始，創造明確的醫療價值觀

好友莊錦豪教授，在醫學界是位很異類的學者，在那個年代，就讀於名校台灣大學醫學系，畢業後，卻甘願往很少醫師意願去的冷門醫學科別小兒外科，默默爲台灣小兒外科付出，讓擔任全民健保委員的我，由衷的欽佩莊教授之醫術及醫德，尤其在現今醫病關係及價值觀非常不合諧的當下，爲全國民眾寫這本平易近人、易懂的「醫療大觀園」之書，眞是感動，因爲此時的台灣，正是醫療與民眾都需要大幅改變與惜福的時機。

健保八十四年開辦至今，已近二十二年，這個讓全世界各國都嚮往學習的台灣健保，可以說是最亮點的台灣驕傲，但在醫療費用不足及民眾不知珍惜健保資源下，世界第一的台灣健保，已有品質逐漸下滑的趨勢，未來，提升高品質、專業的醫療服務，及高齡化的長照，是所有醫事人員及國民，創造共識的時刻。莊教授適時出這本書，正好可以讓大家有個方向。十篇易懂的文章與哲理，篇篇充滿著重點，在醫學及快速高齡化成長的台灣，應得到啓發。許多複雜的疾病，只有用心就能簡單的做好預防與保健，而且可以讓複雜的醫病關係因溫馨而變得簡單化，因爲愛與耐心，而共同創造更好的醫病價值。

最近常從報紙與媒體看到，許多民眾對台灣充滿著暴躁與不滿，政黨強烈對立，大家都忘記台灣是寶島，曾經是亞洲四小龍之首，是最遵從倫理道德的國家。希望全國民眾有機會看到這本書，莊教授用簡單的歷史與文學舉例，將醫病關係從關懷與溝通開始，用互信做基礎，創造明確的價值觀。大家來改變，珍惜健康與醫療資源，台灣才有希望，這才是本書最終價值，也才不辜負莊教授的用心。

行政院政務顧問、前藥師公會全國聯合會理事長　李蜀平

【推薦序】

醫療永遠沒有最好，但只要努力，它就可以更好

二〇一六年十二月底，接獲莊前院長邀約為他的第二本著作寫序。記得同年6月才拜讀過莊院長的第一本著作《過河卒子》，還印象猶新，也因而知道與莊院長還是新竹市的同鄉呢！寶山鄉、仙公廟、青草湖、清大、交大、竹一中、新竹省中……還有保守樸實的農家生活，是那麼樣的熟悉又令人懷念；莊院長是純樸的農家子弟，自小勤奮苦讀，配合家族的期望，考上第一志願—台大醫科，從此隨緣應命的踏入了「醫療大觀園」。

身為護理人員的我，經常接到親朋好友請託推薦某某科有那些好的醫師，就資

深護理人的觀察，好醫師具有以下的幾個特質：

一、在乎病人，關心病人

- 能仔細聆聽病人與家屬的需求與認知，耐心解釋他們的疑問，並且給予支持與尊重。
- 能用淺顯易懂的辭語仔細說明病情、解說檢驗、檢查、處置、治療的方法與預後，可能產生的作用、副作用及風險。即使治療未如預期圓滿成功，也可以無怨無憾，甚至依然由衷地感謝醫療人員的真誠和努力。
- 具豐富的專業學識和卓越的醫療技術。

二、全人照護

- 能關注病人整體，而非單純處理此次的疾病問題。

三、重視醫療團隊的合作關係，互相尊重、協調與溝通。

莊院長本身就具備這些特質，所以書中娓娓道來格外親切。

各種醫療處置都可以從研究或文獻找到治療的成功機率以及平均會有多少比率發生併發症；但是對每一個病人而言，他治療成功或是發生併發症卻絕對只有一跟零，而不是幾分之幾的機率。病人都會認爲或期待我應該不是那個倒楣的萬分之一！

二〇〇九年莊院長榮升高雄長庚醫院副院長，親力而爲地帶領全院落實以病人爲中心的醫療服務，與我合作無間，共同推動各項提升醫療品質的專業計畫、教育訓練與競賽活動，鼓舞激發同仁追求卓越，終能達成目標，令人既感動又敬佩。

此外，莊院長是小兒外科醫師，在精研高深的醫療專業學識之外，又廣泛涉獵古今名著，其博學多聞在「大觀園」中嶄露無遺，書中濃濃的文學氣息，《孔子家語》、《詩經》、《論語》、《紅樓夢》、《塊肉餘生記」……融合引證中外文學典故與醫學案例，集「醫道」與「儒者」於一堂，非常有趣，值得細細品味。

醫療科技日新月異，而醫療實務卻又受到現實環境的限制，所以當前的醫療永遠不會是最好的，但持續秉持專業的良知，眞誠對待病人，相信明天一定會比今天更好，這就是醫療專業人員最重要的使命吧！

長庚醫療體系行政中心顧問　楊麗珠

【推薦序】

善用大醫院的轉診與雲端資料，享受溫馨現代醫療

莊錦豪醫師及夫人是我的大學同班同學，在高雄長庚醫院代理院長職務退休以後，錦豪已出版一本內容扎實的非醫學著作，眞是令人眼睛一亮。賢伉儷要我以內科醫師的立場爲這本書寫序，我當然欣然受邀。除共襄盛舉外，也想藉此機會分享我對台灣目前醫療環境以及大數據與人工智慧對醫療的影響的一點想法。

就像本書的書名《醫療大觀園》，比喻的是以前官宦人家裡的排場和生活，讓鄉下來的劉姥姥嘆爲觀止。台灣的醫療環境也相當複雜，因爲健保分配給醫學中心的資源是最豐厚的，在過去二十年間，醫學中心越來越擴大，區域醫院則不斷爭取升級爲

醫學中心，這些大中型醫院吸引了台灣一半以上的就醫人口。而另一方面，健保並不將醫師的知識經驗和能力的差別列入考慮，資淺醫師與資深的醫學教授，健保會給予相同的報酬，因此，許多的資深醫師也必需多看一般病人以增加收入，這當然稀釋了大中型醫院醫師應該給病況複雜病人的時間與關注。錦豪兄書中嚮往的家庭醫師制度是指病人先由鄰近的基層家庭醫師處理，病況困難或複雜的再轉送大醫院。但由於目前台灣的大型醫學中心已建設完成，且仍在擴大中，我們很難想像這樣的制度能在目前的台灣落實。

不過，一般民眾或病患仍可在這樣的環境裡找到他們信任的家庭醫師或內科醫師來實際執行分級醫療，也就是利用醫師的人脈網路達到全面性的照顧。各位讀者不妨選定一位不是十分忙碌的家醫或內科醫師，長期由其看診，才能熟悉個人的健康狀況和家族病史。有任何疾病或不適的時候，由這位醫師初步診斷之後，如果認爲需要請教其他的專科醫師，則由這位家庭醫師轉介給他所認爲勝任的專科醫師。即使是主任教授們也往往需要於自己專精的範圍以外，請其他的專科醫師來協助自己的病人。醫師基於長年的經驗與資訊的收集，會知道哪些醫師最可能正確診斷或處理自己病人的病症。事實上，這已經是台灣所有大小醫院內科系統目前常見的醫療型態。

許多病患對醫院和醫師的不滿，其實源自於雙方的資訊不對等，病人或家屬的期望超出醫院或醫師的理解與可提供的服務。但醫學的進展和知識傳播的普及化與大數據的分析能力正逐漸改變這個狀況，包括我自己，在遇到疑難的病症時，許多醫師均會即時上網查詢，有時還真可以讓我們找到答案和可能的解決方法。一個現成的例子是我收到一位從別的醫學中心轉介的年輕女病人，幾個月前才剛生產，患有不明原因的嚴重骨質疏鬆症，大家都想不出問題所在。我將生產病史與骨質疏鬆這些資料輸入電腦，搜索出的結果卻是少見的產後骨鬆症。電腦同時還列舉了許多醫學文獻資料給我參考，而這個軟體只是谷歌（Google）而已。病人當然也會上網查詢，而得到較充分的對等資訊。在這樣的環境下，未來部分的醫師工作將轉型，變成健康顧問、家庭友人、以及類似宗教人士的安慰者，配合著電腦數據分析，和病人以及病人家屬一同做醫療上的決定，度過疾病的危機，或在醫藥罔效時協助病人與家人度過痛苦的時光。這是一種溫暖的智慧醫療境界，而絕對不是冰冷的電腦醫療。

本序的最後，我一定要提到錦豪兄撰寫本書的精神，實在完全顯露他的個性：一絲不苟，言必有據。我相信對病患及病患家屬乃至於醫護人員，本書都是很好的讀物，對於一般民眾的醫學知識及就醫流程，都非常有助益。

遠東聯合診所所長、前台大醫院北護分院院長　蔡克嵩

【推薦序】

充分掌握醫療資訊，有效達到看病之目的

舊曆年假期中，在一個沒被打擾的下午，我把這本《醫療大觀園：避免成爲看病劉姥姥的就醫指南》完整地看了一遍。雖身爲臨床醫師多年仍覺收穫不少，作者撰寫此書起心動念或許眞的是爲了幫助一般民眾到醫院看病，但觸角之廣及於現代一般民眾應有的基本健康、醫藥及公共衛生常識、醫病關係、以及台灣醫療制度的良窳，因此此書其實非常適合廣泛大眾的閱讀。

雖然一般民眾的知識與資訊隨社會的進步而增長，但對與生活息息相關的醫學（療）問題所涉及內容之深、面向之廣，著實不易掌握，再加上醫療專業化、醫院大

型化，因此到大醫院看病就像到迪士尼樂園去遊樂或者到大賣場去購物一般，最好有一個簡單明瞭的導引，以便有效率的達到所設定的目的，否則可能不僅是浪費時間與金錢，甚而可能導致影響健康與生命的問題，焉可忽視？這本書不僅告訴大家公共衛生對於預防生病如何重要、生病時如何找到對的醫療專科、找到好的醫師、如何與醫師有效的溝通、如何正確用藥或接受較可靠的治療方法外，也讓大家較清楚知道醫療上的侷限及不確定性、不一定有常規、也不一定有標準答案的事實；它更告訴大家醫學未來可能的發展方向，這些常識有助於閱讀者瞭解醫療的本質、生病就醫時可能有的選擇及結果，進而降低看病時的焦慮，得到適當協助及治療。

本書一些對於病人或因病產生的異常情緒或心理、或因知識資訊不足產生的誤解、以及因這些原因而導致對醫護人員的不理性行爲有很細膩的描述；這雖讓站在提供醫療服務第一線的醫療人員有心有戚戚焉之感受，但也由此更能培養同理心、瞭解醫病溝通的重要性，進而更願意聆聽外，也能對每一疾病或其治療情境自我發展一套有所根據又簡單易懂的方法來解釋病因、病情，在醫病關係中扮好角色，終而得到病人的感激與敬重；除此之外，此書中包含許多醫療發展史上的經典典故，更有動人的勵志故事，對於所有醫療人員以及即將要踏入此崇高行業的人，這本書值得您逐頁細讀。

台灣健保的可親近性雖然普遍受到民眾頗高的評價，但不可否認的，其方向與制度的誤差也是導致如今基層醫療崩壞而大醫院林立的結果，而大醫院各專科多、分工細、像極大觀園、看病者實難以想像與瞭解、以致小則落得像劉姥姥一般窘境、大則因看錯科、用錯藥誤了病情而國家也浪費了許多醫療資源；本書一再指出這些弊端、間接呼籲政府見微知著並改善；我也認爲政府及醫療政策制訂者應有機會閱讀此書，而不再繼續陶醉於目前健保有高民調的迷思！

作者莊錦豪院長是國內一位著名的小兒外科醫師、學者教授、以及醫院管理者；我與他有近三十年的情誼，他文質彬彬、文學造詣極佳、在外科界少見，他有細膩的觀察力及富感情的筆觸，對於不對的人與事雖沒有犀利的攻擊，但娓娓道來的每一個道理、每一事都是那麼具說服力、那麼引人入勝；繼欣賞去年夏天他出版的《過河卒子：一名外科醫師未預期的人生之旅》一書後，今年很快又能有機會先睹爲快莊院長另一本大作實爲我的榮幸，也很高興推薦它給大家！

中央研究院院士、長庚大學特聘講座教授　魏福全

作者序

preface

如果生命是一條長河，對全球華人而言，這條河至少要和長江一樣長，福氣則如江水晝夜不停注入的東海一樣地浩瀚。不幸的是，疾病和意外就像長江上偶而掀起的巨浪，可以無情地威脅，甚至於捲走無法全然掌控的生命，如同浪花淘盡英雄。

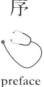

生命是無價的，其長度卻有限。即使醫學已歷經上千年的演變，有了長足的進展，但是醫學的不確定性，仍一如二千五百年前，孔子哀嘆他弟子冉伯牛染惡疾時所說：「斯人也而有斯疾也！」。什麼人會得什麼病，多半由遺傳基因及環境共同決定，凡人難以準確臆測，再厲害的醫師也不易鐵口直斷。

醫療事業也像滾滾長江水，不停地推陳出新，猶如長江後浪推前浪。沉浮在這事業浪頭上的，有形形色色的醫師，站在醫療第一線、默默耕耘的護理師，以及支撐醫療體系的藥師、檢驗師、復健師、社工師等等醫事以及行政人員。凡人看病但求及時，並祈望良醫開方，以對症下藥。

良醫的標準不容易三言兩口定義，若眞要一言以蔽之，就是「在乎病人」的醫師。對大多數病人，就醫時最在乎的，莫過於醫師有沒有好好聽他(她)說話。聆聽病人，不只是單純地聽病人或家屬講病史，而是要做到敘事醫學的精髓，也就是活過病人或家屬遭遇的故事，能確實感同身受，並進一步從病人或家屬的交談中，獲得治療上的協助。

現代的醫療已經從早先一個簡樸的小診所看病，進入另一個全然不同的、龐大又複雜的大醫院就醫。看病器官化，病人恍若『塊肉餘生』，絡繹於各專科間。後者狀況之多，足夠讓現代就醫者，比起當年闖入「紅樓夢」中大觀園的『劉姥姥』還要嘆爲觀止。進出醫療院所，要避免成爲病原菌幫凶，就須懂得淨手護眾生。若要明哲保身，就要像《中庸》記載爲學做人之道在「博學 審問 愼思 明辨 篤行」，這樣做了以後，「雖愚必明，雖柔必強」。

就醫存在或然率的藝術，碰到好醫生，雖然治癒的機率大增，也無人敢擔保能藥到病除或者能一刀救命！良藥不只是苦口，對特定體質的人，還可能成爲致命的虎口！醫療不一定有常規，事實上，很多看似簡單的問題，醫師之間尚無共識，也常常無法提供標準答案。

生病以後，如何克病致勝，人人殊異。行醫一輩子，偶而會碰到不是醫師或病人料想得到的結果，彷彿印證電影『侏羅紀公園』結束前，一句發人深省的台詞：「生命會爲自己找出路。」。筆名奧亨利的美國小說家，寫過一篇文章『最後一片葉子』“The Last Leaf”，講述瀕臨死亡的病人，感覺自己的生命就像窗外的落葉，在最後一片掉下去時就是她的死期。但是葉子意外地沒有掉光，她當然也活下來。故事裡，造成這意外結局的是一名畫家。在臨床上，也不乏『最後一片葉子』的故事，雖然是醫師一手促成，但是成事仍然在天。

李白有一首名詩『蜀道難』，劈頭就說：「蜀道之難，難於上青天！」，對一般人而言，就醫之難，雖不至於難於上青天，但是和李白詩中所描述「其險也若此，嗟爾遠道之人，胡爲乎來哉！」，其實相去不遠！面對極端複雜的醫療，沒有人能打包票，也沒有一本書可以寫盡醫療大業。本書以一個外科醫師又曾兼任醫院主管的立場，儘可能地從客觀的角度切入，讓一般人一旦踏入生命攸關又錯綜複雜的醫療大觀園，有足資據以參考的內容。

醫療是非常講求團隊合作的行業，行醫一輩子，非常感謝曾經教導我的師長，尤其邱智仁及陳秋江教授，以及並肩抗病的同事，和一路上支持我的護理、藥理、醫事及行政人員。也感謝從臺北到高雄，背後支撐我的秘書，包括張麗芬、黃湞綺、李麗華、陳虹惠、謝淑娟及趙儀等。在撰文過程中，感謝急診醫學科龔嘉德主任、健診中心鄭正一主任及藥劑科王郁青主任、許茜寧藥師等提供寶貴意見，葉秀敏字斟句酌的核對，內人佩文的犀利批判也功不可沒。

個人觀點難免失之偏頗，感謝我的同學—前台大醫院北護分院院長，目前擔任遠東聯合診所所長的蔡克嵩醫師，從內科醫師的立場，給予批評賜正；感謝我最敬佩，也是第一位榮獲中研院院士殊榮的外科醫師魏福全教授，從同爲外科醫師、但是不同的角度，給予更深入的意見；感謝前藥師公會全國聯合會理事長，目前擔任行政院政務顧問的李蜀平委員，從藥師的觀點，匡正醫師可能存在的偏頗；最後，也是我們醫師最親密的伙伴—護理師的觀點，則借重曾擔任林口長庚醫院護理部主任，後來更上一層樓，擔任長庚醫療體系行政中心資深副主任的楊麗珠顧問，從長期涉入醫療品質的立場，不吝分享她獨到的想法。這幾位術業有專攻、望重士林的醫藥護理界人士，他們的觀點雖不足以全面涵蓋如此複雜的事業體，但是共同爲民眾就醫福祉發聲，也足以造福本書讀者。

本書出版，仍要再次感謝時報文化出版企業股份有限公司林憶純主編率編輯團隊成員，潤飾、調整內容，修飾、設計封面，同心協力完成出書。

二〇一七年二月十三日　莊錦豪

第一章

這樣的人為什麼得到這樣的疾病？

從孔子哀嘆弟子染惡疾說起

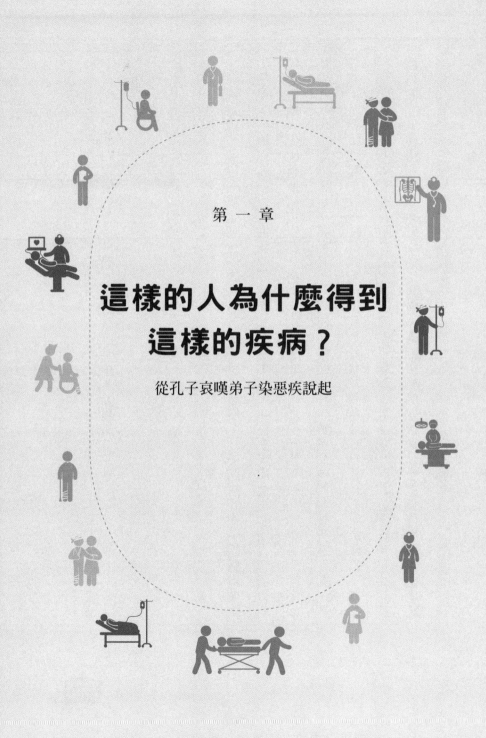

爲什麼孔子哀嘆「斯人也而有斯疾也！」？

《論語・雍也篇》記載孔子的弟子冉伯牛得了惡疾，孔子前往探視，因爲冉伯牛不想見人，所以孔子只好從窗戶外面抓著他的手說：「亡之，命矣夫！斯人也而有斯疾也！斯人也而有斯疾也！」。冉伯牛小孔子七歲，是德行修養很高的弟子，卻不幸染惡疾，即將離開人世，莫怪孔子哀嘆沒有這個道理，難道命運偏偏要跟他作對，讓這樣的人得到這樣的疾病！讓這樣的人得到這樣的疾病！

這篇孔子探視弟子疾病的對話，延伸幾個醫學問題：第一，爲什麼像冉伯牛這樣德行高的人會得惡疾致年輕早逝？再者，冉伯牛染的惡疾是什麼？爲什麼他不讓老師進房子去看他？最後，若在現代，孔子的哀嘆是否有解，冉伯牛的惡疾是否可以進一步預防？

一般而言德行修養高的人爲幫助他人，常甘願讓自己吃苦，或自願曝露在危險的環境中，這種人無論意外或非意外死亡，比率上可能會比一般人來得高或來得比較早！諷刺的是，俗話常說善有善報，惡有惡報，其實是俗世大眾一廂情願的想法，事與願違的例子不勝枚舉。

舉一個例子，二〇一六年四月號的《讀者文摘》中文版有一篇「慈悲的陌生人」的文章，記載許多感動人的小故事[1]。其中提到一名醫師，剛爲一位病患宣告他得到胰臟癌，滿腦子還在想這件事，因爲得到這種癌症，一般人只有幾個月的存活機會。走到停車場時，看到一位車子拋錨的老先生，正在遞工具給躺在車子底下的人，等修好爬出來定睛一看，那人竟然是剛被宣判得胰臟癌的病人。這位醫生問他：「你在做什麼？」意思是，你得了這種癌症，應該趕快回去，和家人好好地策劃有限的未來。

不料這位病人卻回答：「醫生，癌症沒有叫我不要幫助別人。」

雖然冉伯牛當過官，似乎應該有點積蓄，歷史卻沒有記錄其身家財產。以其德行判斷應該屬於樂善好施的人，患病時說不定和顏淵一樣窮，而貧窮會帶來醫療上的問題。傳染病比較容易惹上身來。就算不死於傳染病，像癌症或心臟病這類的慢性病，和生活條件、生活壓力依然有關係。

直到上個世紀九十年代的醫學研究，都指向D型性格的人，比較容易得十大死因榜首的癌症或心臟病。這裡D是英文 distressed 的簡稱，代表窮困、悲傷與苦惱，也正是貧賤夫妻的困境[2]。

從十九世紀起，醫學逐漸步入現代化，整體人類生活條件逐漸改善，也比較能應用嶄新的科技客觀地衡量不同生活水平的人，其疾病型態差異，以及它對平均壽命的影響。一篇被引用超過二千六百次，發表於一九九四年元月 American Psychologist 的文章，提到一份研究報告，追蹤一萬七千三百五十名英國公僕長達十年，發現同樣是公僕，處於社會經濟狀況最弱勢的族群，其死亡率居然是位居領導階層或社經條件相對地最好的那一群人的二・七倍。由於其研究對象都是公務人員，取材條件相若，方法也夠嚴謹，可信度自然地非常高[3]。

另外一份發表於二〇一二年十二月英國醫學期刊（British Medical Journal）的報告，很有意思地指出，從一九九九年到二〇〇八年，十年之間從英國統計局挖掘出來的資料，發現失業率每減少百分之一，男性的壽命就可以增加二・二個月，女性增加一・七個月，這種經濟成長影響就業，再影響到壽命的研究，更直指飯碗對壽命的重要[4]。

另外，根據澳洲統計局發佈的二〇〇七年到二〇〇八年的統計資料，生活條件差的十五歲以上澳洲人，有百分之二十四健康狀況不佳，也造成有百分之七的人處於重度傷殘或失能；相對地，生活條件比較好的十五歲以上澳洲人，只有百分之十健康狀況不佳，也只有百分之三處於重度傷殘或失能。進一步分析發現，這生活條件的差異也造成男性有四年，女性有兩年壽命上的差距[5]。貧窮對人們健康及壽命的影響，由此可見。

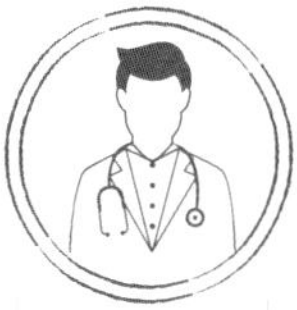

冉伯牛染的是什麼惡疾？爲什麼他不讓老師進房子去看他？

冉伯牛染的惡疾是什麼？論語當然不會記載，有人考據從早期甲骨文記載的疾病，名稱只有二十餘種，多以部位命名。春秋時代的《詩經》記載疾病只有十餘種，而戰國時代的《山海經》記載的疾病則稍增，但是也只有三十餘種。台灣商務出版社於一九九八年出版許進雄先生的『中國古代醫學』一書[6]，發現相關醫學文獻最早可溯自商代，當時對外傷的治療似乎已有一定的把握，能處理發炎問題。但是直到戰國時代，以「疒」爲字符的形聲字才大增，反映了二千五百年前孔子所處的春秋時代，對一般疾病的了解，還是非常有限。商人會將體內發病歸於四種病因：鬼神作祟、氣

候、飲食和夢魘，也就不足爲奇了

在孔子的年代，一般人的平均壽命大概在二十歲到三十歲之間，主要死因推測不外乎外傷、胸腹部急症及傳染病。即令外傷，除非當場死亡，或者失血過多休克致死，否則仍有很高比率因併發感染致命。

胸腹部急症的範圍很廣，在胸腔部分可以包括各種原因引起的氣胸、血胸、膿胸，以及包括心肌梗塞在內的心臟突發狀況。腹部急症的範圍也很大，從最常見的急性闌尾炎、胃或十二指腸潰瘍穿孔致腹膜炎，中華肝吸蟲（Clonorchis sinensis）引起的肝內結石、膽管發炎乃至於敗血症等等，都有可能在冉伯牛身上發生。由於那個年代無法開刀，也沒有抗生素治療，這些在現代看來很尋常的病，當時只要一發生多足以致命！

至於傳染病，其範圍更廣，包括現在仍常見的肺結核以及某些地區仍流行的瘧疾，當然也包括現今不常見的白喉、天花、痢疾、霍亂、傷寒、麻疹等。從冉伯牛不想見孔子來判斷，他有可能得到厲害的傳染病，不想傳染給老師，所以不開門迎接。

傳染病和衛生條件幾乎劃上等號，霍亂就是最典型的例子。在十九世紀的三○年代，人潮逐漸湧進歐美都市，環境衛生趕不上人潮麕集，從莫斯科開始，霍亂經歐陸遠渡重洋到美國，巴黎、倫敦、紐約等大城市，無一倖免，死亡人數無法估計。單單紐約就有三千五百一十五人死掉，而當時的紐約人口也才二十五萬[7]。

一旦感染後，病人是否有足夠免疫力去對抗，也是病發後可不可以收拾得了的重點，特別是目前可以透過疫苗預防的疾病，也直到英國人簡納（Edward Jenner）於一七九六年發現種牛痘可以預防天花，才有重大突破。英國於一八四○年開始免費接種天花疫苗，這種病的死亡率因此急遽下降，其他疫苗也紛紛問世，根據美國國家衛生研究院老化研究所（National Institute on Aging）於二○一五年發佈的研究報導，從一八五○年到一九○○年，婦女壽命有六○%的延長，主要歸功於傳染病的預防，讓多數人可以逃過十五歲前夭折的宿命[8]。春秋時代，知道有些病會傳染，但是無法治療，更不用說預防。冉伯牛的宿命，由此可見！

若在現代，孔子的哀嘆是否有解，冉伯牛惡疾是否可以進一步預防？

若在現代，孔子的哀嘆是否有解，得看冉伯牛染的是那一種病。如果是外科醫師可以用刀解決的胸腹部急症，或是內科醫師可以用藥解決的急性病，包括前述傳染病，孔子應該可以破涕爲笑。

大家都很清楚抗生素的誕生始於一九二八年，一位英國科學家弗來明（Alexander Fleming）於倫敦聖瑪麗醫院培養細菌（金黃葡萄球菌）的過程中，因培養皿遭黴菌污染，最終發現黴菌會製造盤尼西林來消滅細菌。這項人類史上最偉大的發現，引發一系列抗生素的問世，包括抗結核菌藥。有人估算，單單抗生素就讓整體人類的壽命，在第二次世界大戰後至一九七二年，延長了八年[9]。由此觀之，如果冉伯牛得到的是抗生素可以治療的傳染病，就算個人抵抗力稍差，也多還有救，可惜他只能怨歎生不逢時。

當然，疾病風貌會隨著時代不同而改變，也隨年齡層不同而改變。以衛生署於民國四十一年首次發佈台灣前十大死因爲例，依序分別爲腸胃炎、肺炎、結核病、心臟病、中樞神經血管病變、周產期之死因、腎炎及腎水腫、惡性腫瘤、支氣管炎及瘧疾。由上面排序可見公共衛生不良導致的感染病，在當時雄霸前三名，也佔據十大死因中五個名額，其中多數爲傳染引起。

經過政府與醫界一甲子的努力，至民國一〇一年，位居前三名的死因，不再是感染病，而由慢性病上場。掄元的是惡性腫瘤，十大死因中只剩下肺炎勉強和感染病扯上關係，但不一定是傳染造成。若以冉伯牛死亡的年齡推測，並參考政府公告民國九十一年的數據算法，在十五至二十四歲青年人，十大死因第一名是事故傷害，其次是惡性腫瘤；若到了二十五至四十四歲壯年人，惡性腫瘤則在前十大死因掄元，隨後是事故傷害等。這麼高比率的致命性意外傷害，正呼應孔子在論語所說：「及其壯也，血氣方剛，戒之在鬥。」可以想見無論現代或者孔子當年，青壯年人多一樣地好勇鬥狠，或喜歡刺激又危險的活動，命也常常因此賠上，當然讓孔子看不下去，才提出這樣的告誡。

以冉伯牛的疾病進展，得到慢性肝病及肝硬化的機會不少。尤其後者，無論是中華肝吸蟲引起的肝膽疾病或者病毒性肝炎造成的慢性肝病及肝硬化，甚至肝膽系統癌症，初期症狀不一定很明顯，等到看起來不對勁時，大概都已經臨近大限。當然，現代人不再吃淡水生魚，中華肝吸蟲引起的肝膽疾病幾乎已經絕跡。有B（乙）型肝炎疫苗注射，曾經被視爲國病的肝炎，以及其衍生的慢性肝病、肝硬化，甚至肝癌，都大幅減少，特別在年輕一代的國民已經非常少見，冉伯牛若有幸生在現代，他要擔心的反而是心、腦血管疾病及糖尿病等富裕社會衍生的慢性病！有關這些慢性病的成因以及報導非常地多，不必在這裡贅述。

比較特別的是惡性腫瘤。惡性腫瘤自古以來就存在，近年在國人十大死因中長居鰲頭。惡性腫瘤仍然是科學上無法管窺全貌的疾病，成因中比較特別的是病毒感染。一九一一年，有一位在著名的洛克斐勒研究所任職的科學家 Peyton Rous，發現禽類身上的一種病毒可以導致雞身上長肉瘤。這項劃時代的發現，沒有馬上獲得科學界的迴響，直到四十年以後，病毒與人類身上長惡性腫瘤的關係，才被確認與重視。而被視爲國病的肝炎，也在一九六〇年至一九七〇年代，才被確認與肝癌有因果關係。同時期，ＥＢＶ和 papillomaviruses 這兩類病毒，也被發現與人類身上長的鼻咽癌和子宮頸癌等許許多多的癌症有關[10]。

所以，自古以來就存在的感染病，並非僅會導致肺炎、肝炎等急性病，也會引起致命的惡性腫瘤。而且無論任何疾病，個人體質（亦即基因組成）及環境依然扮演關鍵性角色，冉伯牛當然也不例外。雖然科技已經進步到可以解碼人類的基因結構，但是對發生在男性的癌症，除了少數例外，還沒有找出可以大膽、全面性又相當可靠，可以預測其預後的基因突變，並藉以執行一些可行的預防性措施。女性則不然，至少在乳癌及卵巢癌這兩種癌症，已經有相對成熟的基因檢測。

以二〇一三年轟動海內外，知名影星安潔莉娜裘莉（Angelina Jolie）接受雙側乳房組織切除，以預防乳癌的新聞爲例，可以窺見基因檢測對於一般人的影響。在一九九〇年代，科學家即發現BRCA1和BRCA2爲女性常患的乳癌及卵巢癌這兩種癌症相關的抑癌基因，若它們發生突變異常，可能會引發這兩種癌症。一般人基因異常機率小於一％，在乳癌或卵巢癌的族群約一〇％有此基因異常。亞裔族群帶有這基因的機會更低。BRCA1或BRCA2異常的人的確有較高的機會得到乳癌（二六％～八四％）或卵巢癌（一〇％～五〇％），但數據因族群、取樣等差異，有非常大的差別[11]。但即使這樣，安潔莉娜裘莉因她母親年僅五十六歲便罹患癌症離開人世，帶給她的傷痛，讓她難以回答她的孩子可能面臨的問題「我會不會也像自己的母親那樣早早地離開他們？」，於是在二〇一三年二月接受雙側乳房組織切除與義乳重建手術。兩年後又因驗血檢查不排除可能罹患初期卵巢癌，於是再接受手術切除卵巢、輸卵管。

一般人是否要像這位知名影星接受例行癌症基因檢測，甚至於進一步接受預防性手術，則視個人對預防保健的認知，以及長輩遺傳給我們的體質而定，在後面健康檢查專門章節中會說明。未來科技在基因檢測的周延性方面，必然會有突破性的發展，人類會隨之進入精準醫學另外一個時代。冉伯牛生不逢時，讓孔子哀慟，實在是「時也、命也、運也，非吾之所能也！」[12]

參考文獻

references

註① 「慈悲的陌生人」，Doreen Frick 撰稿發表於《讀者文摘》中文版二〇一六年四月封面故事，第28～35頁。

註② Denollet J, Sys SU, Stroobant N, Rombouts H, Gillebert TC, Brutsaert DL. Personality as independent predictor of long～term mortality in patients with coronary heart disease. Lancet. 1996 Feb 17; 347（8999）: 417～21。

註③ Adler NE, Boyce T, et al. Socioeconomic status and health. The challenge of the gradient. Am Psychol. 1994 Jan; 49（1）: 15～24。

註④ BMJ～British Medical Journal. Gaps in life expectancy between rich and poor set to increase over next 10 years: UK study. Date: December 4, 2012。

註⑤ From Australian Bureau of Statistics 1370.0～Measures of Australia's Progress, 2010 Previous ISSUE Released at 11: 30 AM（CANBERRA TIME）15/09/2010。

註⑥ 《中國古代社會》第十六章「疾病與醫藥」（498～515頁），許進雄著，台灣商務，一九九八年出版。

註⑦ John Noble Wilford: How Epidemics Helped Shape the Modern Metropolis, The New York Times, dated April 15, 2008。

註⑧ NIH: National Institute on Aging. Living longer. Publication date: October 2011.Page last updated: January 22,2015。

註⑨ Antibiotics 1928～2000. The Use of antibiotics in food producing animals：Antibiotic～resistant bacteria in animals and humans, Joint Expert Technical Advisory Committee on Antibiotic Resistance（JETACAR） Canberra. October 1999 ©1999 Australian Broadcasting Corporation。

註⑩ Javier RT,Butel JS. The history of tumor virology. Cancer Res.2008 Oct 1; 68（19）: 7693～706。

註⑪ Malone KE, Daling JR, et al. Prevalence and predictors of BRCA1 and BRCA2 mutations in a population～based study of breast cancer in white and black American women ages 35 to 64 years. Cancer Res. 2006:

66: 8297～8308。

註⑫ 北宋宰相呂蒙正（946年～1011年）寫：「破窯賦」中的一句，摘自《維基語錄》，頁面最後修改於二〇一四年四月六日。

第二章

「十步之內，必有芳草」好醫生怎麼找？

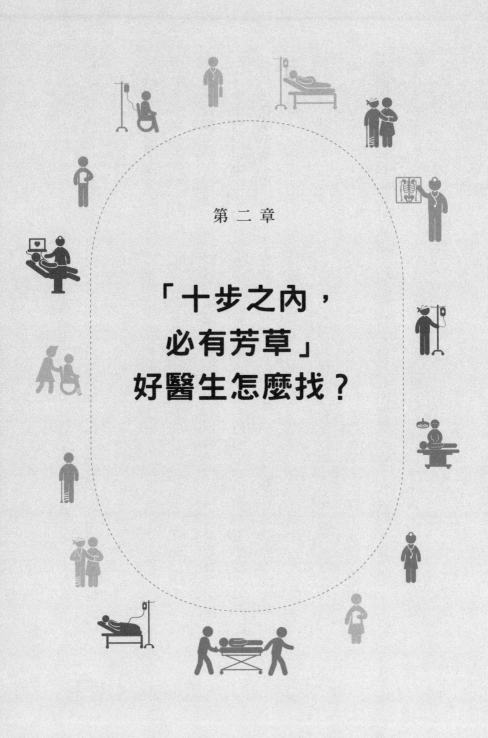

好醫生怎麼找？

「醫生，我這一條命就交給你了！」，簡單一句話，道盡病人託付給醫師的生命契約。病人找醫師，多半出於生病所致無可奈何的選擇，既攸關性命也影響往後的生活品質，一絲都不能大意。只要是醫療先進的國家，都有一套評鑑制度，評核醫院的良窳，甚至可以細到評核某一專科的醫療水平。找醫院好像不是大問題，難在找醫師。因爲直到今天，世界上還沒有一個國家敢評鑑醫師的水平，因爲牽涉在裡面的主客觀因素太多，也太過於複雜。這也是病人就醫最困難的一步：找對醫師看對病。

有幸結交醫師當朋友，對很多人而言，可能比健康保險還重要。但是隔行如隔山，即使一直在同一家大醫院任職，也擔任過不同職務的主管，我仍然不敢輕易接受請託，介紹不太熟的朋友給不太熟的醫師看，一方面承擔的責任實在太大，另一方面醫療的不確定性無所不在，再好的醫師也有失手的時候，後面會舉我的親身經歷。現在暫且不談介紹醫師看病的事，就當一般人無親無故，無任何可資參考訊息，到醫院看病，怎麼判斷這名醫師是不是值得信賴的好醫生？

這裡指的好醫生，不一定是名醫，但是符合一般大眾認定的良醫，也就是能憑良心治病，醫術也符合當代水平的醫生。在二〇〇八年，我收到某周刊寄給我一份問卷調查，要我推薦我小孩生病時，會帶去看的好醫師，以此做爲篩選良醫的標準。會找上我的原因，可能和我從事的專業小兒外科攸關。雖然該周刊是我長期訂閱的一本雜誌，我也一直都對其編輯群能羅織好題材深感敬佩。但是我沒有寄回這份問卷調查，原因有三：第一，問卷限定我填小兒科醫師，但是我的小孩都已經長大成人，好多年沒帶小孩看小兒科，無親身經驗，不敢亂填，何況院內、外無數小兒科醫師都和我有業務往來，每一個小兒科醫師對我都很好，那一位是好醫師，必須好好打聽才可以下結論，如此勞師動眾，不易短期內順利完成；第二，問卷調查已經框住我的思維，不克填我自己看病的醫師或給小兒開刀的同行；第三，單憑問卷調查，只能做到知人知面，難以知心，如此必然發生西瓜效應，或朋黨效應，科大、學會大、人數多，且勇於相互推舉者，上榜機會自然大，像台灣小兒外科醫學會這般總計專科人數不到百人的小學會，可以想像只能靠邊站了。

事後該周刊還是公告其所謂歷時半年調查的百大良醫，結果不出所料，良醫固然不少，漏網的良醫人數恐不輸榜上有名者。雖然雜誌社內文有聲明其篩選對象，但是刊頭赫赫百大良醫而未詳細註明其甄選對象及程序，仍易引起誤解。而且西瓜效應充分發揮，榜上有名的，不乏學會理監事，或掌握資源的科主任。此外，同一醫院某一專科的兩個分科，可以發生良醫集中在某一科，另一科絕少的情形。從中可見名氣仍然勝過其他篩選條件。

當然，該周刊辯解他們曾諮詢像和信醫院黃達夫院長這位望重士林的醫師，其名單大體上能獲得醫界共鳴。總編輯在該期引用 Castle Connolly Medical 出版的 America's Top Doctors，做爲其篩選好醫師的標準，但是細節是否如文中所言那般謹愼，不得而知。無可否認，該周刊用心良苦，只可惜吃力不討好，除了無法涵蓋所有的專科醫師及一般開業醫師，其依靠同行推薦的方式，在講人情、重關係的台灣社會，實際上難以貫徹原先爲民眾找良醫的美意。

俗話說：路遙知馬力，日久見人心。判斷一個人的良窳與否，私底下問他（她）職業上最親近，相處最久，但又無直接利害關係的人最清楚。如果是內科醫師，問曾經跟他（她）診的護士或病房護士，目前已無直屬關係的同事，好好打聽一下就可以。如果是外科醫師，問問開刀房裡工作的麻醉醫師或護理人員，答案很容易就浮出來。而全院醫師的良窳，管理各專科的行政人員，一清二楚，但礙於職責，他們的口風不能不緊[1]。

蓮花基金會董事長、前台大醫院神經科教授陳榮基，曾針對「讓醫師拼到底才是孝順？病人的死亡都是失敗？」的議題，發表意見，他說醫師常被要求要視病猶親，要用同理心（empathy）來面對病人。醫師應該與病人與家屬，仔細說明病情，治療及處置的各種選擇，每種選擇的可能後果，不要讓病人與家屬有錯誤的期待。如果那是一個很困難的選擇，應該設身處地，爲病人與家屬設想，如果病人是我的親人（我的父母兄弟姊妹或子女）時，我會做何選擇。然後協助病人與家屬做成可能是最好、至少是最不會後悔的選擇[2]。我認爲能充分做到這點的醫師，就是良醫。在本書第三章第三節「美奇的禮物」，還會有文獻佐證良醫的執業方式，與常被病人投訴的醫師不同。

「十步之內，必有芳草」，每一專科都有良醫，但看就醫大眾如何挖掘。

從美國外科學院規劃外科醫師的執業標準再探良醫問題

每一個醫學會都會規範其會員的執業標準，美國外科學院（American College of Surgeons）也不例外。細細探究其條列負責任的外科醫師的資格（Qualification of the responsible surgeon），以及外科醫師對病人的關係（Relation of the surgeon to the patient），還不免讚嘆這超過百年的學院，眞的是設想周到。其實負責任的外科醫師，也就是病人要找的幫他（她）手術的好醫師。對病人的關係，說白一點，也是病人在外科就醫過程應該要注意的事情。雖然對於看內科方面疾病的病人，不能依樣畫葫蘆找好醫師，至少也有參考價值。

負責任的外科醫師，第一項要求就是他（她）的專業能力必須受到肯定。第二項要求是不斷地追求外科新知和執行研究。這一項有商榷的餘地，研究和看病是兩碼子事，不一定要扯上關係。第三項則要外科醫師的身心狀況保持良好，不能影響看病開刀。第四項則要外科醫師在醫院規範下，執行其能力所及的手術，不得逾越。再過來是確認接受良好的訓練並堅守其專業，不宜水性楊花，朝秦暮楚。最後，則是外科醫師的助手，包括訓練中的住院醫師，其在手術中的角色，如何拿捏。在住院醫師養成過程中如何訓練他們，也要說清楚。

上面幾項條文，顯而易懂，也是一般大眾選擇負責任的外科醫師，很重要也很可靠的參考。唯獨最後這一項，不僅執行最困難，也最不容易和一般大眾講明白。外科是集知識及技術大成的醫學。單有知識，沒有跟得上時代的技術，就像赤手空拳的義和團對上船堅炮利的歐美先進國家，只有慘敗可以形容。當然，光有技術沒有知識，必然淪爲醫匠。外科技術的傳承，比任何需要艱深技術的其他行業，更加困難，理由很淺顯，練習開刀的對象，就是有病在身，須要一刀下去能把他（她）的問題解決的病人。在發展住院醫師的技能上，就算有設施完善的外科技術養成的場所（surgical skills lab）訓練住院醫師的基本技術，最終仍要回歸到病人身上以學以致用。以病人爲練刀對象的傳統做法，是讓住院醫師熟能生巧的終南捷徑。

名師出高徒，不僅在外科這行業是眞理，也是非常難能可貴的傳承。雖然許多手術方法，出自於一些匠心獨具的先賢所獨創，唯多數外科醫師能在他（她）的專業領域貢獻所長，其先決條件，仍仰賴老師的指導。好的老師不僅要技藝超群，也樂於傳道授業解惑。自然地，有這樣技能的外科醫師，病人也會聞風而來。病人當然不希望給他（她）手術的外科醫師，不是老師本人，而是他（她）的助手。這就是外科醫師的兩難，既要傳承又要滿足病人的願望。好的外科醫師，話通常不會說得太滿，會視手術的困難度和住院醫師的能力，適度放手讓他（她）動刀。從某一個角度說來，這也是一種善意的欺瞞。

病人若能以成果論醫師的良窳，不拘泥於小節，大家都好辦事。一般人要注意的，是以主治醫師爲中心的團隊，能否運作順暢，足堪負荷病人的流量。很多名醫病人多，醫院爲消化這麼多的病人，有時會允許這位醫師在兩間、三間或更多手術室間跳台開刀。如果安排的手術都是短時間就可以完成的，則主治醫師親力而爲，或者至少能在他親身監督下由住院醫師完成的機會就很大。如果其中至少有一台是時間會很長的手術，主治醫師能親力而爲或親身監督下完成重要部分的機會，就會遞減。這是找名醫開刀常常會面臨的問題。

一般民眾不宜一昧地追求名醫，而不注意一些細節問題。大體而言，好的外科醫師，不會吹噓自己怎麼了不起，也不會隨便批評其他醫師，更不會只推銷有利可圖的手術法，或罔顧病人權益，未充分說明可以應用的各種手術式的利弊。若這位醫師的手術成果起伏不定，有可能有些手術他（她）沒有親身參與，或者其情緒控制不佳影響手術的進行，甚至嘗試新的、技能尚未純熟的手術法。

在外科醫師對病人的關係方面，負責任的外科醫師從病人就醫的第一分鐘開始，就充分揭露手術治療的必要性，而不是只有一句你（妳）非開刀不可，否則就沒救了，或後果會如何、如何。術前、術中、術後可能碰到的狀況，也能說明清楚，而不是輕浮地一語帶過去。負責任的外科醫師必須提供符合病人需要及其價值觀之服務，如前所述，也必須告知可採行之各色醫療及風險。

比較有意思的是，美國外科學院也期望外科醫師，能抱持同理心，充分體認病人在手術前後期間的脆弱，可以體認病人心理、社會、文化及靈性上的需求，體認家屬的認知並給予支持，以及滿足末期病人特殊的需求。當然，也要尊重其他從業人員之專業知識、尊嚴及觀點，迴避利益衝突。

比較玄的是，該學院也希望外科醫師充分告知不良事件及醫療錯誤，如果是當下發生的誠實是上策，但如果是陳年舊事，一般醫師比較難以啟齒，彷彿家醜要外揚一樣。就像法國思想家盧梭寫『懺悔錄』（法文：Les Confessions，英文：

Confessions）一般，把自己的外科作爲，眞誠地、赤裸裸地呈現給病人或家屬。撇開這一點不談，上面所揭露的負責任的外科醫師的行爲，其實，也非常適用於其他專科的醫師，並足以作爲一般民眾就醫時，選擇醫師的參考[3]。

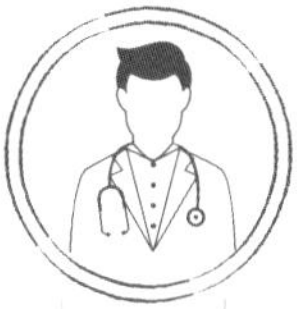

我爲什麼不敢隨便介紹不是很熟的人給醫師看病？

民國七十五年元月一日，是本人畢生難忘的日子，因爲高雄長庚紀念醫院開幕，我也同時在南台灣開展小兒外科的業務。在第一個禮拜，就有兩位食道異常的新生兒接受治療。這是相當重大的手術，其中一位的異常不僅少見，術後又衍生胃幽門狹窄的問題，成爲罕見的病例，也成了我在高雄長庚紀念醫院服務，能撰寫成病例報告，第一篇發表在小兒外科經典雜誌的主角。兩位小朋友術後都恢復良好，很自然地，也與他（她）們的父母互動頻繁，維持良好的關係。每到耶誕節，一定會收到父母寄來的賀卡，還常夾雜孩子的照片，分享他（她）們成長的喜悅。

其中一位小朋友的父親，有心律不整的困擾，無法靠藥物解決問題，希望我幫他介紹心臟科醫師，用燒灼方式幹掉那會引起異常跳動的傳導束。我認眞打聽本院那位心臟科醫師，比較有經驗執行這樣的侵襲性治療，並獲得幾乎是打包票的治療成效之後，興沖沖地介紹給這位已經熟悉得像好朋友般的父親。當然，從他小孩治病獲得滿意的成果，他也滿心期待這一天的到來。萬萬沒想到事與願違，這一燒把整個傳導系統燒壞了，變成無法傳導，當場裝上人工節律器，才可以避免危及生命的意外。也自然地，這一輩子他脫離不了這台機器，還要時時擔心它出狀況，其慘狀可想而知。

我和這位父親的關係也立即變了調，因爲媒介他醫療幾乎要了他的命，人生也從彩色立刻變黑白。當然從當年底開始，再也沒有收到父母寄來的賀卡，直到事過境遷很多年以後，這位父親依然存活，有一天在醫院碰到，打過招呼後，前嫌才稍釋懷。這位小朋友長大服兵役前，到醫院找我開診斷書，談起往事，似乎仍一言難盡。

無獨有偶，之後沒多久，於民國八十一年，我在墾丁國家公園凱撒飯店，舉辦中華民國小兒外科醫學會第十一次學術研討會，巧遇一名熟識朋友獨自帶著女兒玩水，當時好奇地隨口問了一下爲什麼太太沒來，朋友回答太太因爲子宮頸抹片檢查，發現有不正常細胞，聽從他熟悉的醫師朋友的建議，做個小手術，把子宮拿掉，永絕後患，反正孩子有了，留下子宮也沒多大意義。說來輕鬆，不料幾天以後，聽到手術發生嚴重併發症，不僅病人輾轉醫院治療，該朋友也丟了工作。

在極短時間內發生的兩個案子，對醫療仍是新手的筆者，無疑地有當頭棒喝或醍醐灌頂之效。俗語說，一朝被蛇咬，十年怕草繩，從此對介紹朋友給醫師看病，長懷戒愼恐懼。醫療的不確定性實在太大了，再好的醫師也會有失手的時候。最好的例子，莫過於我在加拿大 McGill 大學進修時候的恩師——心胸血管外科邱智仁教授，在生前將他個人慘痛的術後經歷，親自寫成教案，交給筆者當作教育醫界後進的教材，因爲他知道當時筆者主管醫院醫療品質的問題。

在邱教授七十一歲的時候，因心臟冠狀動脈狹窄，在自己醫院接受心臟血管繞道手術，由他的學生操刀，過程非常順利，五天就出院，沒想到術後兩起用藥問題，差一點要他的命。首先，爲了防止植入的血管發生阻塞，醫師開了阿斯匹靈及另外一種抗血小板的藥clopidogrel bisulfate（Plavix®）。也開了降血壓 Metoprolol 及降血糖的藥 Glucophage（metformin），一開始似乎都很順利，到術後第十天起，躺著一坐起來就眩暈，當然也站不住，問了內科主治醫師，認爲是降血壓藥的血管擴張作用，就繼續服用原先藥物。到第十五天，臉色蒼白，血壓掉到 80mmHg，送到急診處，緊急輸血並做胃鏡，確認上消化道出血，於是停掉 Plavix。

接下來幾個禮拜，他發現胃口一直不好，體重一直往下掉。中間曾經問過他的內科主治醫師，沒想到他的第一個反應，居然說能瘦下來很好，因爲我的老師本來就有一點胖，術後瘦一點，應該是好事。到術後第六週，體重掉了十五公斤，人也越來越沒力氣。邱教授查了文獻，發現百分之六的病人，服用 Glucophage 會胃口不好，一路瘦下去。他只好拿自己做實驗，停止服用 Glucophage 幾天，發現胃口恢復，體重也上來。之後，再服用幾天，胃口又不好，再瘦下去。這時，他將自己的記錄拿給他的內科主治醫師看，後者才相信他是對的，於是換成 pioglitazone，該風波才平息下來。這件事讓他思考，假如他不是警覺性高的心胸血管外科醫師，而是一般大眾，能經得起這樣一波又一波的挑戰嗎？

他慨允將自己的病歷公開，無非希望醫師用藥時須充分考慮個人體質的差異，也注意使用特定藥物的時機。對我而言，個人體質的差異，以及醫師看病用藥甚至於手術式的多方選擇，以及臨場判斷的歧異，所造成醫療可能無法預期的後果，才是醫學最令人戒慎恐懼的地方。

筆者親眼看過相當負責任的好醫師，因一樁醫療糾紛，而心灰意冷，再也無法執業。這也讓我再度想到成大醫學院創院院長黃崑巖教授出版一本書，書名就是《醫師不是天使》。書中有篇文章「良醫與好病人」，其中一段提到「如果醫學界冀求醫師們虛懷若谷，醫師也希望把這觀念投射給病人。一般輿論常關心醫師的良窳，但鮮有人討論如何做一個好病人。如果不做好病人，往往從今日發達的醫療享受不到最大的好處，吃虧的還是病人，怎可不多加省思？」[4]。

醫師與病人，共同面對疾病，解決醫療問題，就像伯樂與千里馬。「伯樂」其實是在天上專門管理馬匹的神，當然善長鑒別馬兒的好壞。但是，沒有千里馬，空有伯樂也無用武之地。反之，沒有伯樂的能力，也無從鑑定千里馬。良醫與好病人，必須相輔相成，才能充分發揮醫療的成效。上述兩個章節，已經把良醫畫出一個輪廓。至於怎麼做好病人，黃教授生前沒有提供答案。一般醫院在病人住院時，爲確保安全，也爲使就醫過程更流暢，會請病人和其家屬主動、正確告知醫護人員自身的健康狀況、過去病史、藥物過敏史、旅遊史、目前是否罹患傳染性疾病等資訊。當然，還有其他應配合事項，若能充分配合，也不失爲好病人。

總結本章，筆者援用二十世紀初美國知名內科醫師 Francis W. Peabody，在一九二六年十月二十一日給哈佛大學醫學院學生演講，末了一句發人深省的話「The secret of the care of the patient is in caring for the patient.」[5]，翻譯成中文就是「照護病人的秘訣就是在乎病人」，一語道盡良醫的定義，就在於「在乎病人」這四個字！這也是貫穿本章節最重要的四字箴言。

參考文獻

references

註① 「名醫良醫」莊錦豪撰稿發表於民國九十七年五月十日「自由時報」A19版。

註② 「醫病平台——讓醫師拼到底才是孝順?·病人的死亡都是失敗?」陳榮基撰稿發表於二〇一六年十二月十三日「聯合新聞網」，原文出自《民報》。

註③ Statements on Principles by American College of Surgeons. I. Qualification of the responsible surgeon. II. Relation of the surgeon to the patient. Revised April 12, 2016.

註④ 《醫師不是天使》黃崑巖著，第八十七～九十頁「良醫與好病人」，健行文代出版事業有限公司，二〇〇二年出版。

註⑤ Menninger WW. "Caring" as part of health care quality. JAMA.1975 Nov 24; 234（8）: 836-7.

第 三 章

「美奇的禮物」、醫病溝通和敘事醫學

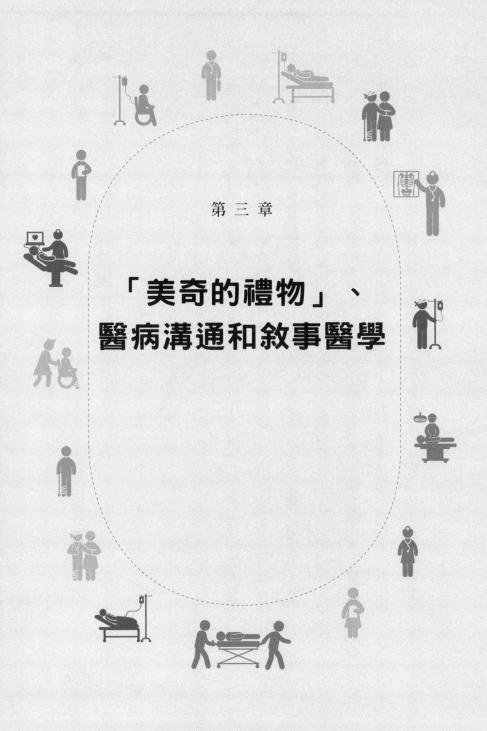

「主公，請聽我說！」

歌劇「杜蘭朵公主」是義大利作曲家普契尼的大作，雖然他生前未能完成，有賴後人接續，仍然是非常感人肺腑的曠世巨作。特別對於華人，由於其故事背景在古代中國，劇中又穿插大家耳熟能詳的民謠「茉莉花」，讓我們聽來感觸特別深刻。劇中最感人的一幕，應該是忠心耿耿伴隨從中亞流浪到中國的卡拉富王子的女僕柳兒，一聽到王子不惜犧牲性命，也要猜杜蘭朵公主的三道致命謎題，不禁悲從中來。杜蘭朵公主集美貌與冷豔於一身，讓許多王子癡情愛慕，他們的命運卻像飛蛾撲火一般，因猜不中公主謎語而前仆後繼地葬送掉，包括他們親眼目睹的波斯王子。這回眼看心愛的王子，也如此癡情到不要命，幽幽地唱起這首著名的詠嘆調「主公，請聽我說！」（Signore, ascolta!）聽之令人不忍，可嘆王子執迷不悟，雖然猜中謎題，仍被公主耍賴，最後柳兒只好犧牲自己，拒絕透露卡拉富王子的名字，因此成全王子與杜蘭朵公主結縭的美夢！

劇終，杜蘭朵公主宣布她知道王子的名字，王子的名字就叫「愛！」（Amore，在義大利文中即「愛」的意思）於是，眾人齊聲向這對新人歡呼。其實，眞正名字就叫「愛」的人，應該是柳兒，因爲她犧牲小我，成全大我。

當然，在執行醫療的過程中，沒有誰聽誰說的問題，也沒有誰爲誰犧牲的問題，但是面對性命交關的醫療，該聽進去的話沒聽進去，該下的決定卻下不了，這樣的狀況，絕對不是罕見的問題，最後犧牲的，常常是病人自己。筆者還是醫學生的時候，我的一位堂姑，乳房長了一個小腫瘤，問我下一步怎麼辦，憑藉有限的醫學知識，當場力勸她做切片檢查，若是惡性腫瘤，應該趕快把該側乳房切除。可惜，在民風仍然保守的六零年代，加上自己還只是醫學生，人輕言微，長輩自然不採納，而採用民俗療法。沒多久，腫瘤長的比鴨蛋大，破出皮膚表面，潰爛又流膿血，半邊胸壁逐漸被腫瘤佔去，外科醫師不敢動刀，可以想像死前有多悽慘又痛苦！

類似案例不勝枚舉，行醫一輩子，幾乎沒有醫師舉不出診斷後，延遲治療或另尋偏方的病例，特別是一般人視爲絕症的癌症，即使到現在，很多人聽到診斷後的第一個反應：怎麼會是我？有沒有搞錯？從否定開始，繼之憤憤不平，接著討價還價、憂鬱與莫可奈何地接受。無論那一個階段，生命有限的恐懼，造成許多病人無法用很客觀、理性的角度思考。與醫師的交談，有時彷彿雞同鴨講。這種心態，和被杜蘭朵公主美貌與冷豔迷倒的王子沒有兩樣，只是卡拉富王子聽不進去柳兒的話，犧牲的是柳兒；病人聽不進去醫師的話，犧牲的不是別人，反而是自己。

相反地，我們也常常碰到言聽計從的病人。在我當住院醫師的時候，我的一位遠房堂叔，脖子腫大，一側鼻子通氣不太順，在我回老家的時候，找我詢問。我當時還在台大醫院接受外科住院醫師的訓練，立即介紹他到台大醫院耳鼻喉科檢查，證實得到國人常見的鼻咽癌，這位堂叔也很阿莎力，就照著耳鼻喉科與放射腫瘤科醫師建議的方式治療，熬過非常痛苦的副作用。當時，不少醫學知識只有半桶水的鄉親，勸他放棄，改用道聽途說，毫無學理根據，不痛不癢，當然也切不中癌症要害的方式治療。幸好，這位堂叔不爲所動，堅此百忍，終於克服過來，並且至少存活超過二十年，直到我搬到南部，漸漸疏於連絡爲止。很自然地，他也成爲我力勸鄉親碰到任何疾病，都要相信訓練有素的醫師，並積極尋求治療的標竿人物。

言聽計從，在碰到好的醫師，願意設身處地爲病人著想時，結果多數是令人滿意，甚至於皆大歡喜的。但是醫師不是神，不是每一次下的診斷，做的治療，都是正確無誤、令病人或家屬滿意的。尤其碰到治療的方式多元，或使用的藥物有多種選項，該做什麼樣的選擇比較好時，多數醫師會提供那一種療法或藥物可能帶來的好處，當然也常會提供它可能帶來可以預期或不可以預期的副作用，決定權還是在病人或家屬身上。有選擇固然有希望，結果也可能會令人失望，甚至帶來當初預期不到的嚴重後果！醫療的不確定性，充斥在醫療院所每一個角落。在以病人爲中心的框架裡，醫師當然不是主公，病人也不一定是，醫療問題不是誰聽誰說就可以解決的！

敘事醫學：聽出病人故事中的故事

被尊稱爲「現代醫學之父」的威廉歐斯勒（William Osler），講過許多廣爲醫界稱頌的名言，其中最著名的莫過於「聆聽病人，他會告訴你診斷」（Listen to your patient, he is telling you the diagnosis），簡單一句話，就把病史的重要性，囊括在裡面。

在診斷工具非常有限的年代，病史及理學（身體）檢查，加上有限的實驗室檢驗結果，是獲得正確診斷（diagnosis），或者獲得雖不中亦不遠的臆測（impression），所不可或缺的一環。即令現代有各種先進設備可以運用，對很多病人，特別是心因性疾病患者，仔細聆聽病人，配上詳實的理學檢查，診斷也多半呼之欲出，須要進一步做昂貴或有傷害的檢查機率相對地少很多。其實，仔細聆聽病人，他（她）不僅會告訴你診斷，也會告訴你符合他（她）個人期望的治療，當然也可能告訴你他（她）潛藏心中微弱的人生盼望。後者對重症或身賦殘疾的病人或其家屬，尤具意義！

一九七二年在英國考科藍（Archie Cochrane）教授倡導下，實證醫學（evidence-based medicine，簡稱EBM）萌芽並快速發展成重要且具體的醫學。五十多年後的今天，幾乎沒有醫界人士不曉得實證醫學的重要性，一如先哲胡適之相信科學方法是最佳的、唯一的致知之道，凡事要拿出證據。不過，這也造成現代年輕醫師習慣開立的一大堆檢查，提供一大堆的診治證據，並進一步誘導防衛性醫療的濫觴。爲什麼會這樣？理由很簡單，醫師多希望證據確鑿下，碰到醫療糾紛，就可以讓他明哲保身。很不幸地，如同歐斯勒所言「醫學是不確定的科學，也是或然率的藝術。」。無論國內或國外，醫療糾紛近年來依然有增無減，可見任何方法也有百密一疏，時窮而盡的時候！

我們都清楚，醫病關係不是建立在硬梆梆的科學數據上，而是在彼此對話中，達成治療的共識，這牽涉到和實證醫學應該相輔相成，卻鮮爲人知的敘事醫學。英國醫學會雜誌（BMJ）在一九九九年元月二日，登出名爲敘事醫學（Narrative based medicine，簡稱NBM）的文章，作者名爲 Trisha Greenhalgh，該文點出敘事醫學的精要[1]。敘事醫學強調個體，而非他（她）接受的治療；強調醫護人員對病人的感受。在醫療上，說故事者（narrator）自然地多是病人或家屬。重要的是，不像實驗室數據有客觀標準，說故事者可能把疾病相干或不相干的事都說，也可能被聽故事者（listener）誘導而岔開。無論如何，在敘事醫學，最重要的是聽故事的醫生，能感同身受（或活過）說故事的病人或家屬的遭遇，而不是隨便聽聽意思到就罷了（It offers us the experience of “living through, not simply knowledge about” the characters in the story.）。

英文字「narrative」爲說故事或敘事，可以當形容詞或名詞，若當名詞，根據梁實秋主編《遠東實用英漢辭典》一九九三年版的解釋，指將眞實之事或經歷，以生動有趣方式說出來，而另一名詞「narration」則著重故事之結構或敘事之方法。筆者在二〇一〇年十月二十六～三十日期間，邀請任職大阪府立母子保健總合醫院小兒外科部長窪田昭男（Akio Kubota），到嘉義、高雄及林口長庚醫院訪問，藉以評估各院區小兒外科的表現，期間順道給我們演講，題目是「Save a small life by EBM and support a big future by NBM」我將它翻譯成「以實證醫學拯救小生命；以良好病醫對話營造大未來」，其中爲使一般人一目了然，我就將ＮＢＭ在這裡變成良好病醫對話。窪田教授深諳ＮＢＭ的精髓，讓一輩子身懷殘疾的小孩，透過病友會以及協助的醫師，與同病相憐的人，有精彩的對話，並因此讓他（她）活出自信。有一位病人還成爲鋼琴演奏家，在他一場大會演講中，擔任伴奏，直到演講結束，窪田教授揭開謎底，大家才恍然大悟，原來演講中提到出生即罹患重症，看似前途無亮的病人，一直爲大家彈奏幽美的蕭邦琴音（圖一、二）！

由此觀之，聆聽病人不是單純地聽病人或家屬講病史，抱怨這抱怨那，聆聽病人就要做到敘事醫學的精髓，也就是活過（living through）病人或家屬遭遇的故事，能確實感同身受。筆者認爲良好就醫的過程，包含三部曲：從病史獲得正確診斷是就醫的第一步；從病人或家屬的交談中，獲得治療上的協力合作，並對病情有長足的進展，是第二步；能與病人或家屬促膝對談，使陷於絕望的病人或家屬重燃生機，是最不容易做到的第三步。

如果我們在行醫過程中，能注意潛藏在每個病人故事中的故事（stories within stories），意即聽得出故事中的弦外之音，我們就是病人或其家屬的知音，他們對我們的信賴自然地無以復加，即使治療結果不如當初預期，也能體諒您已經盡力了。

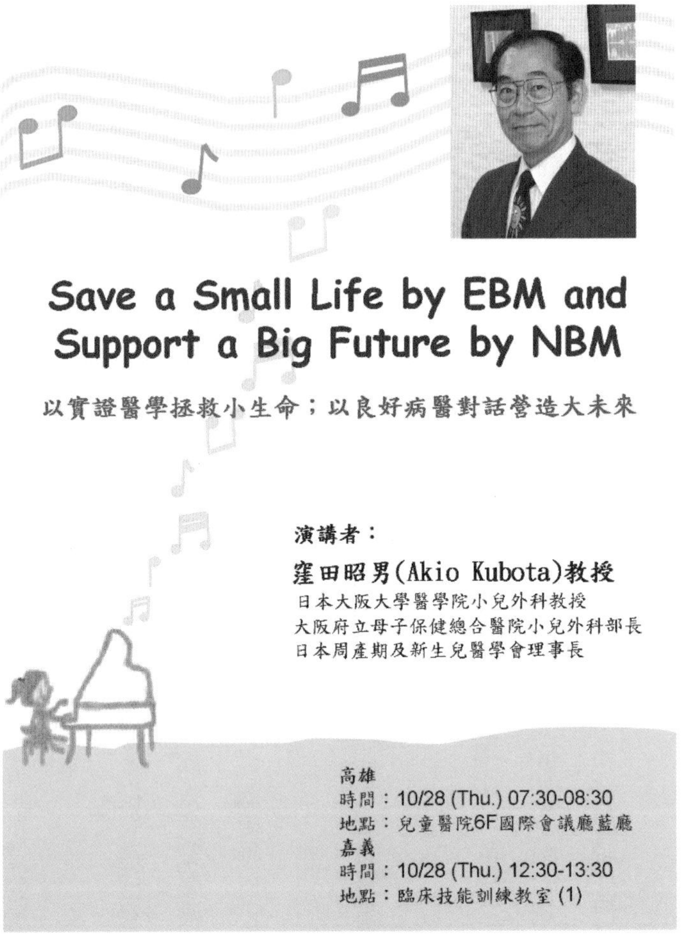
Save a Small Life by EBM and
Support a Big Future by NBM
以實證醫學拯救小生命；以良好病醫對話營造大未來
演講者：
窪田昭男(Akio Kubota)教授
日本大阪大學醫學院小兒外科教授
大阪府立母子保健總合醫院小兒外科部長
日本周產期及新生兒醫學會理事長
高雄
時間：10/28 (Thu.) 07:30-08:30
地點：兒童醫院6F國際會議廳藍廳
嘉義
時間：10/28 (Thu.) 12:30-13:30
地點：臨床技能訓練教室 (1)

圖1｜ 日本大阪大學醫學院小兒外科教授窪田昭男（Akio Kubota），2010年10月28日在高雄長庚醫院演講的海報，題目是「Save a small life by EBM and support a big future by NBM」，我將它翻譯成「以實證醫學拯救小生命；以良好病醫對話營造大未來」。

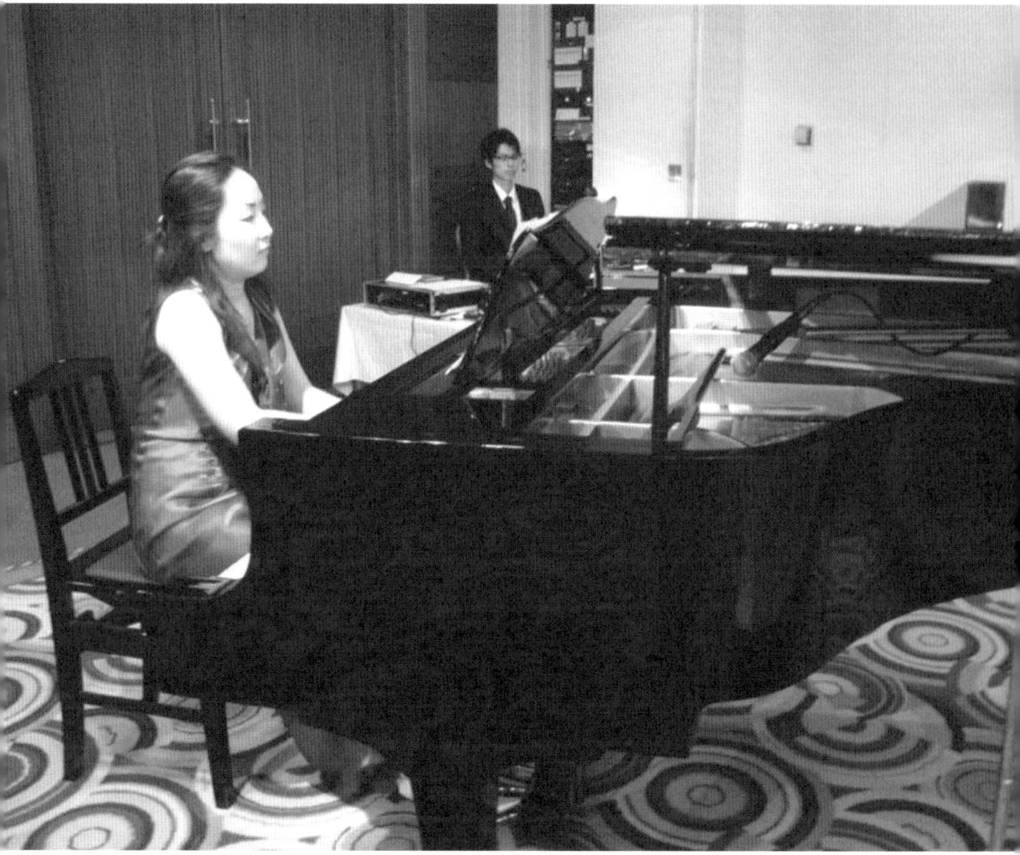

圖2｜ 窪田昭男教授於2010年7月12日在日本第四十六屆周產期新生兒醫學會（Japan Society of Perinatal and Neonatal Medicine）演講時，彈蕭邦音樂伴奏的吉村美貴（Miki Yoshimura）女士，即為出生時窪田昭男教授治療過的女嬰，表現落落大方。

美奇的禮物

筆名奧亨利（O.Henry）的美國小說家William Sydney Porter，寫過許多著名的短篇小說，其中，最令我感動的是《美奇的禮物》（*The Gift of the Magi*）。標題中的Magi，我翻譯爲美奇，是聖經中帶禮物祝賀耶穌誕生的東方三聖，後來衍生爲耶誕節懂得聰明送禮的人。這篇小說計敘述一對手頭拮据的夫妻，身邊只有兩樣東西最值錢，一樣是太太一頭秀麗的長髮，另一樣是祖父傳下來給先生的金錶。耶誕節到了，兩人都發現口袋沒有錢可以買禮物送給心愛的人。於是太太就偷偷地把一頭秀麗的長髮剪下，賣了二十美元，幫先生買了一條白金表鍊來配他的金錶。晚上，先生下班回家，撞見一頭短髮的太太，驚訝得說不出話來，因爲他已經把金錶賣掉，並且買了一把漂亮的梳子，打算送給太太當禮物，可以好好地梳理她秀麗的長髮！

這故事的結局看似悲慘，因爲兩人用心購買的禮物，都已經無用武之地。但是，兩人設身處地爲對方設想的苦心孤詣，已經獲得彼此充分的諒解，其情操已經和東方三聖可以比擬！這故事告訴我們幾件事：首先，即使貴爲夫妻，若溝通不良，也可能鑄成大錯；第二，即使出於善意的隱瞞，也會造成不可以預期的後果；最後，錯誤若出於愛心，彼此將心比心，也許很快就獲得諒解。

這篇與溝通相關的故事，在很多醫療院所，幾乎天天上演。但是結局不一定那麼樣充滿戲劇張力，有時候很煩瑣，有時候很暴力。小如「病人本人沒有來，依健保規定我可以不開藥給你」，也會引起家屬的不滿與咆哮。煩瑣如某民意代表觸摸病人身體發燙，拒絕護理人員使用耳溫槍量測體溫，堅持要水銀體溫計量測病人腋溫，對護理人員退燒處置也不滿，還表示：「妳又不是醫師，解釋這麼多也沒用」。護理人員請值班醫師前來處理，該民意代表更進一步表示「我從現在開始計時，看值班醫師什麼時候才會來，如果太晚來就要告上衛生署……」。大如醫師不開住院單，病人拿椅子砸傷醫師等等。在大陸，甚至有不少醫院的醫師被村民包圍，被一群人追殺，以至於曾經有一陣子，醫院被認爲是最危險的公共場所！這些不理性行爲的起火點，除了民意代表個人素養或醫療結果不如原先預期，缺乏適當的溝通也是最常被提到的肇因。

Teutsch C 這位醫師在二〇〇三年發表在 Med Clin North Am 的一篇回溯性文章，題目就叫做「病醫溝通」（Patient-doctor communication）[2]，在這篇文章裡作者提到長久以來，醫界人士都很清楚健康照護能不能有效地貫徹執行，關鍵不在技術層面，而在病人或家屬和醫護人員之間的溝通。有人統計，超過八成的醫療糾紛源自於醫病關係與溝通不良，於是提出「術前多溝通十分鐘，勝過術後訴訟十年」的說法。當然，須要病醫溝通的場合，不限於術前，只要有病人或家屬和醫護人員同時存在的任何時候，把話說清楚絕對是有必要的。

宋朝歐陽修在「遙思故人」那首詩裡說道：「酒逢知己千杯少，話不投機半句多；遙知湖上一樽酒，能憶天涯萬里人。」病人與醫師多半不是知己，溝通若不良，眞的會發生「話不投機半句多」。妨礙溝通的因素很多，包括病人焦躁不安和恐懼，醫師太忙或害怕興訟，怕身體或語言被濫用，以及病人或家屬不切實際的期望[3]。在台灣，三姑六婆太多，一人一張嘴，各個爲自己的觀點或利益辯護，反而岔開病人醫療的重點，這也會形成溝通不良的要素之一。這時候醫師要主動提出由病人自己，或者僅一位最瞭解他（她）的家屬陪同下，說出病人自己最想表達的想法。當然醫護人員之間的溝通也須暢通，並且有一致的說法，才不至於讓病人或家屬無所適從，甚至引發成爲醫療爭議的起火點。

改善病人或家屬和醫護人員之間溝通的工具也很多，包括讓病人或家屬覺得我們有用心聽他們講話，技巧性地應用問題誘導病人說出自己的想法。其實，最重要也最難的，恐怕是同理心，也就是同病相憐，一如前一節所言能確實感同身受病人或家屬的遭遇！由於病人或家屬和醫護人員之間對醫療及醫學的認知有差距，彼此難免有時雞同鴨講，若矛頭不對時，要退一步考慮怎麼去彌補這差距，而不是一昧地堅持自己的想法，甚至於形成你來我往，針鋒相對，沒有好好地聽對方講話，最終導致下不了台的場面。

美國醫學會雜誌（JAMA）於一九九七年發表一篇醫病溝通的文章，被引用超過一千五百次以上[4]。該篇文章針對奧勒岡及科羅拉多州，願意參與研究的一百二十四位醫師，包括五十九位內科及家醫科醫師，以及六十五位一般外科及骨科醫師，在他們診療室於執行醫療期間錄音至少十次以上，分析比較被病人投訴兩次以上，和從未被病人投訴的醫師之間，看病的行爲模式有什麼不一樣。結果發現，和常被投訴的醫師比較，從未被病人投訴的醫師看病時，花的時間比較長，比較會告訴病人他能從診察中得到什麼治療，之後該怎麼辦，期間自然地會以幽默輕鬆的口吻溝通，也比較地有說有笑，並能確認病人知道醫生說的話，病人沉默寡言時，也能適時誘導他（她）講出心理的話。

上述說法，也如陽明大學醫學院楊秀儀老師的建議，醫師維繫和諧醫病關係，建立信任基礎，善盡告知義務，可以防範醫療糾紛，並引用美國醫界一句名言：「事前一盎司告知，勝過將來在法院一磅的解釋！」』（An ounce of informed consent is worth a pound of malpractice defense.）。當然，溝通不良導致醫病失和，甚至訴訟的原因五花八門，無法在這裡盡數。美國智庫Institute of Medicine自公元二千年起，發行一系列改善醫療品質及病人安全的叢書，在《跨越品質的鴻溝》（*Crossing the quality chasm*）那本書裡面，特別提出化解醫病衝突的簡短良方：「病人是對的，但是醫師知道最好的療方」（The patient is always right, but the doctor knows best.）[5]當然，醫師不是天使也不是神，不是每一個時候做出來的決定，對當下治療一定是最正確的；上面說法只是權宜之計，也是改善病人或家屬和醫護人員之間溝通，避免彼此衝突，應該抱持的想法。

「美奇的禮物」時時存在醫療機構裡，須要無礙的溝通，化解彼此的疑慮，也要有同病相憐、同舟共濟的心理，避免針鋒相對發生，其結局就算不如預期，也能爲病人或家屬和醫護人員三方之間都可以接受！

參考文獻

references

註① Trisha Greenhalgh. Narrative based medicine in an evidence based world. BMJ. 1999; 318（7179）: 323–325.

註② Teutsch C. Patient-doctor communication. Med Clin North Am. 2003; 87（5）: 1115-45.

註③ 「醫療糾紛，碰到了怎麼辦？」張曉卉撰稿發表於二〇一一年《康健》雜誌四月號。.

註④ Levinson W, Roter DL, et al. Physician-Patient Communication: The Relationship With Malpractice Claims Among Primary Care Physicians and Surgeons. JAMA.1997; 277（7）: 553-559.

註⑤ Crossing the quality chasm. By Institute of Medicine, and copyright 2001 by the National Academy of Sciences.

第四章

淨手護眾生

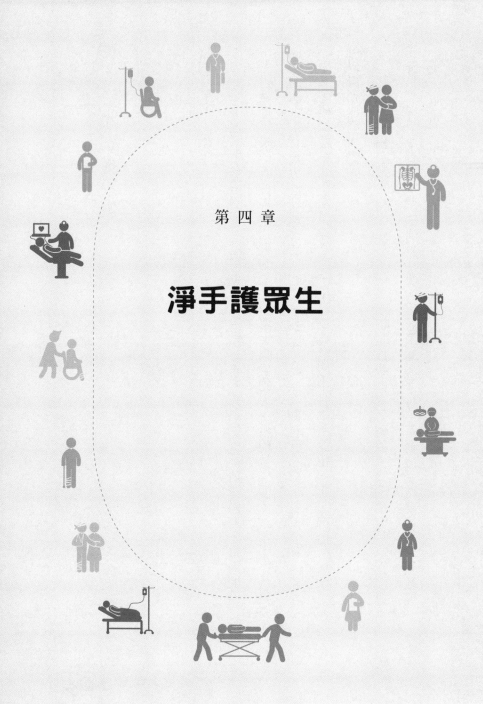

淨手護眾生

「淨手護眾生」這個字，是從英文「clean hands save lives」翻譯過來，也是世界衛生組織近年來一直在推廣強調的衛生習慣。眼尖的人會發現，「淨手護眾生」這幾個字的組合很有幾分佛理或禪意。的確，我家小時候拜觀世音菩薩，他的畫像，常常一手拿著楊柳枝，一手拿著淨水瓶，用楊柳枝沾瓶中甘露水灑給眾生，據信一切眾生可以得到無窮無盡的妙處。

其實，水和宗教的關係非常密切。小時候拜觀世音菩薩前，長輩都會叮嚀有沒有先洗臉、洗手？到廟宇禮佛前，一般人也必須沐浴淨身。基督徒受洗要用水，回教徒謨拜阿拉眞主前要先用水淨身，印度教徒將跳入恆河洗滌身體當成人生大事。所以各種宗教都有洗手淨身的儀式，除了宗教上的意義，怕褻瀆神明，其實有健康上或公共衛生上的意義與價值。

因爲舊時農業社會，除了自己家人或左右鄰居，雞犬聲音可以相聞，否則，隔一個村莊如隔山，大家平時相聚在一起的時機不多，通常只有初一十五給祖先及土地公拜拜，以及逢觀世音或佛祖誕辰，或秋收後的平安戲，大家比較有機會聚在一起。當然，到廟宇禮佛，將家裡大小事請求神明庇佑、裁示，或事成之後的謝神，成了多數人聚會碰面的重要公共場所。如果每一個人都事前沐浴淨身，不僅一身汗臭味道可以洗滌，傳染疾病的機會也會大幅減少。所以淨手、淨身護眾生，可以說古有明鑒，只是在細菌被發現前，大家都只知其然，不知其所以然。

各位都知道，細菌是法國科學家巴斯德（Louis Pasteur，一八二二年～一八九六年）在一八六三年從發酵過程中發現的，並於一八七九年，發現引起婦女生產後產褥熱的元兇是鏈球菌。不過，在巴斯德之前，有一位匈牙利醫生伊格納茲．塞麥爾維斯（Ignaz Semmelweis，一八一八年～一八六五年），在一八四七年大約二十九歲仍在奧地利維也納當婦產科醫生時，發現產婦若在醫院生產，得產褥熱死亡的機會達七%～一六%，他服務的醫院則高達二〇%，相反地，在家請接生婆接生的，只有一%，他強烈懷疑醫生在解剖室及產房間穿梭，沒有好好洗手就接生，把他認爲的屍粒〈cadaverous particles〉，帶給產婦因而致病。他強烈要求他們的同事，進入產房前，務必用含氯的消毒水洗手，也因此大大降低產褥熱死亡率到三%以下。

不過塞麥爾維斯要求同事洗手的手段過於激烈到不近人情的程度，因此被迫離開維也納到匈牙利首都布達佩斯發展。中國人常說「塞翁失馬，焉知非福」，在故鄉不得志的塞麥爾維斯，成爲匈牙利名人，布達佩斯大學也因此改名爲塞麥爾維斯（Semmelweis）大學[1、2]。

提到滅菌的觀察，大家都會想到英國外科醫生約瑟夫．李斯特（Joseph Lister，一八二七年～一九一二年），由於他深感巴斯德發現的細菌，在外科手術造成發炎感染的重要性，於是大力倡導使用當時他認爲最可以殺死細菌的石炭酸（苯酚）消毒，大幅降低術後感染及死亡率，也因此被視爲爲現代外科之父。

外科醫師戴上手套阻絕手上細菌傳染給病人，源自於約翰霍普金斯醫院（Johns Hopkins Hospital）一名開刀房護理師 Caroline Hampton，於一八八九年因對當時使用的消毒水氯化汞（mercuric chloride）過敏，向當時的外科部主任，後來成爲她丈夫的外科泰斗威廉·史都華·霍斯德（William Stewart Halsted）投訴，霍斯德找人使用橡皮材質做成外科手套，套在他愛人手上，發現預防手術感染的效果不錯，於是從一八九四年開始在約翰霍普金斯醫院全面推廣。不出幾年，美國及其他國家的醫院也紛紛效法。外科病人因手術感染造成的併發症與死亡率，也大幅改善[3]。

不過，故事不是這麼簡單就可以了結，除了塞麥爾維斯醫師，堅持主張洗手，在醫學歷史上，眞正認眞推廣洗手，還是近代的事。踏入佛門求淨心，幾乎每一個信徒都會同意，但是進出醫院要勤洗手，卻還有很長的路要走。在醫學上，淨手護眾生，顯然不是三言兩語可以交代過去。

「洗手」是應付難纏細菌的法寶

無論何時何地，每個人的手上，都會帶菌，數量還不算少，這些細菌，有的是過客（transient flora），很容易傳來傳去，也很容易洗洗手就洗掉；另一類是常客或住客（resident flora），也就是賴著不走的細菌，常藏在皮膚深處，比較不容易洗掉，但也比較不容易人傳人。

從感染的觀點看，躺在病床的病人最麻煩，其表皮帶有的細菌五花八門，有的有抗藥性，而且每天從表皮脫落的帶菌皮膚碎屑，還會沾染衣服、床單、床具及周遭用品，有的還不怕乾燥。最可怕的，還是醫學上逐漸冒出來的耐甲氧西林金黃色葡萄球菌（Methicillin~resistant Staphylococcus aureus，簡稱ＭＲＳＡ）及耐萬古黴素腸球菌（Vancomycin~resistant enterococcus，簡稱ＶＲＥ）等抗藥細菌，它們常藏在鼻腔，腋下或會陰部，而且比率還不算低。

醫護人員在照顧病人同時，這些細菌很自然地會從病人傳給醫護人員，或從醫護人員傳給病人。越是病況危急的病人，身體管線裝置越多，導致細菌滋生就越多。從照護區塊看，病人管線裝置出入的地方，最危險，同時管線裝置越多，照護時間越長，醫護人員手上沾染細菌的量就越驚人，不巧的是，洗手台的潮濕環境容易造成某些細菌滋長，特別是大家很怕的革蘭氏陰性桿菌，如Acinetobacter baumannii（一般俗稱的ＡＢ菌）。所以ＷＨＯ強調洗手的五個時機是非常有道理的，它就是：接觸病人前；執行清潔或無菌操作技術前；接觸病人血液或體液後；接觸病人後，以及接觸病人環境後這五個時機，不是只有醫護人員須要知道，陪同病人的家屬及訪客，也最好有這個概念。

這裡有一個小小的照護點（point of care）的觀念，應該讓大家知道，亦即醫護人員＋病人＋醫療照護行爲三者同時發生，就構成照護點，也構成趕緊洗手的要件。當然在照護點應有觸手可及的洗手用品，無論乾式（酒精）洗手液，或一般洗手水槽都好。

此外，執行手部衛生有幾個原則，大家應該知道。第一個原則是：區的轉換要洗手，亦即從一床換另一床，從一室換一室，都要執行手部衛生。相對地，第二個原則是區內活動不用洗手，亦即連續照護同一病人，未換床前，除非接觸其體液，或執行清潔／無菌技術，否則不用洗手。第三個原則是，越接近動作前洗手越好。

至於手套的使用，也有幾個原則，大家也應該知道。首先戴手套不能取代洗手。當預期會接觸病人血液、體液、黏膜或不完整的皮膚時，必須戴上手套。先照顧病人相對乾淨的身體區域，再移至骯髒污染的區域。照顧完後，立刻脫手套，而且一雙手套只能照顧一個病人，切忌重複使用。

到底醫療照護相關感染（簡稱ＨＣＡＩ），在已開發國家盛行率有多少？ＷＨＯ在二〇〇九年發佈有關ＨＣＡＩ的全球性統計，用以定調「清潔護理才是比較安全的護理」（clean care is safer care）。在這份非常完整的報告裡面，透露一些驚人的數字。根據文獻推測住院病人中有五％～一五％發生醫療照護相關感染，倘若住在加護病房病人則高達九％～三七％，按照這數字推算，歐洲一年有五百萬個病人遭遇醫療照護相關感染，造成的經濟損失高達一百三十到二百四十億歐元（約台幣五千二百億到一兆元）。因醫療照護相關感染死亡的約佔其中二・七％的病例。在美國，統計二〇〇二年醫療照護相關感染發生率四・五％，相當於每一千個病人中有九・三例醫療照護相關感染，亦即全美國每年有一百七十萬罹患醫療照護相關感染的病人，造成約九萬九千人死亡，以及六十五億美元的損失[4]。

值得注意的是，以美國爲例，醫療照護相關感染最常見是泌尿道感染，其次依序是手術部位感染，血行感染以及呼吸器相關肺炎。但是花費前兩名是血行感染及呼吸器相關肺炎，主要因為住院治療時間長，死亡率又高。

在開發中國家，統計數字可能沒有那麼精準，WHO估算，醫療照護相關感染盛行率在一四・八%～一九・一%。當然這數值和相對的風險，絕對比已開發國家高，尤其手術部位感染。

絕大多數研究肯定洗手可以有效降低醫療照護相關感染比率，有的研究甚至從醫療經濟學的觀點，算出手部衛生的經濟效益。譬如在二〇〇九年WHO的報告，蘇聯新生兒ICU一例血行感染要耗費一千一百美元，相當於抗菌洗手液使用三千二百六十五位病人日的花費。在瑞士，於一九九四年，每一百名住院病人就有十六・九名發生醫療照護相關感染，到二〇〇一年，這數字降到九・五，在七年之間，因醫療照護相關感染的花費估計一億三千三百萬瑞士法郎。顯然地，淨手不僅可以護眾生，還可以救經濟[4]。

醫護人員的洗手習慣好嗎？

雖然手部衛生對減少醫療照護相關感染非常重要，但是醫護人員是不是都做得很好，至少達到合格水平？答案是否定的。手部衛生的遵從率，也就是乖乖按照規矩洗手的比率，從最好的八一％到最差的一六％都有，而且絕大多數醫院都在五〇％以下，更糟糕的是，雖然大力宣導或介入有助於改善遵從率，但是改善幅度有限[5、6]。也許各位會認爲這些調查都是從一些很不知名的醫院得來的，貴爲第一流的哈佛大學附屬麻省總醫院，表現應該是第一流水平吧，如果各位這樣押寶，那就大錯特錯了。

出身自哈佛大學，畢業後服務麻省總醫院的葛文德醫師寫過一本書，英文名爲

《Better by Atul Gawande》，中譯本名爲《開刀房的沉思：一位外科醫師的精進》。在這本書的第一章，就用「禍手」開頭，他說多數醫師頂多把手在白袍擦一擦，然後就若無其事地繼續看下一個病人，寫病歷，乃至抓東西吃。看起來很不可思議，他描述的居然是麻省總醫院的外科醫師，他還舉匈牙利名醫Semmelweis的例子，不僅強調洗手的重要，也印證醫護人員懶於洗手的惰性，百年不變。

到底哪些醫療從業人員最不喜歡洗手？排第一名的當然是醫生，而且是男性。當然還有其他因素影響手部衛生習慣，不能一一詳述。要好好洗手，不外乎洗得勤快且洗得夠久。勤不勤快，很難評量，一個班洗五次到四十次都有，如果按照洗手五個原則做，一班才五次，只有兩個可能，不是病人少到只有一兩個，就是照顧病人的醫護人員太偷懶。至於洗手的時間長短，從不到五秒到二十四秒都有人報告，但超過一半報告的洗手時間都在十秒以內，可見多數人都沒有耐心耗在洗手上[5、6]。

至於使用何種東西來洗手最好，因爲篇幅有限，不在這裡詳述，讀者可以自行查詢。一般而言，酒精是最常用的乾式洗手液，至於用水洗手前，最常塗在手上的是肥皂或肥皂液。很有趣的是宗教信仰會影響選擇洗手的材料，以印度教爲例，他們認爲肥皂是從動物脂肪提煉的，不應該使用，寧可用香灰或泥巴。很有趣的是，孟加拉的一個實驗顯示，以灰燼或泥巴洗手，手上含有的大腸桿菌數，和用一般肥皂洗過的一樣。可見不管泥巴或是肥皂，有洗總勝過沒洗[7]！

每隔一陣子，大家可以看到報章雜誌報導，在那一個地方又冒出可怕的超級細菌。例如在二〇一〇年，有一隻帶有NDM～1基因的超級細菌，從印度、巴基斯坦擴散到英國、美國、加拿大，連我們的鄰國日本也淪陷。在眾人惶惶不可終日時，我們也注意到記者特別提到勤洗手可預防抗藥性細菌。爲了遏止這超級細菌漫延，我們的疾管局也在當年九月初將它列爲法定傳染病。

到底這超級細菌是何方神聖，讓大家這麼害怕。在二〇一〇年八月十一日出刊的 Lancet Infect Dis.，即報導這帶有NDM～1基因的細菌，對最新、最重要的

carbapenem 類抗生素有抗藥性，當天ＢＢＣ也迅速轉載報導，同時也開闢Ｑ＆Ａ專欄爲大眾釋疑[8]。

ＮＤＭ～1爲 New Delhi metallo～B～lactamase～1 的簡稱，這基因主要由 E.coli 及 Klebsiella pneumoniae 這兩種細菌攜帶，而且很容易從一種細菌跳到另一種細菌身上，增強其抗藥性。同時 Lancet 的報告，也清楚告訴我們，只有兩種抗生素可以抑制它，即 tigecycline〈又稱老虎黴素〉，以及老藥 colistin。Lancet 也警告ＮＤＭ～1對世界公共衛生構成嚴重挑戰。路透社、美聯社也同時發出警告。值得注意的是，老虎黴素不但貴，而且具相當毒性，使用不當會致命。另外，《Science》雜誌在當年八月二十七日出刊的一篇報導，顯示豬身上的耐甲氧西林金黃色葡萄球菌（ＭＲＳＡ），也會傳給人，形成另一類新型超級細菌。雖然它不像ＮＤＭ～1超級細菌那般立即威脅人類，引人注意，但是也是未來預防傳染病的隱憂。

二〇一六年八月三十一日發行的《天下》雜誌，以超級細菌爲封面，特別轉述英國經濟學家歐尼爾（Jim O'Neill）於五月發出全球細菌抗藥性的報告，該篇報告估計目前全球每年約有七十萬人死於抗藥性細菌感染，到二〇五〇年，這數值將會飆升到一千萬，超過很多慢性病如糖尿病的死亡率，其嚴重性絕對不能等閒視之[9]。

所以細菌問題無日不在，無所不在。超級細菌，更有山雨欲來風滿樓之勢。既然殺不死、趕不走，就要懂得制敵之道，還是得回到千百年前先賢的智慧，淨手又淨身，細菌才不容易欺身。進出醫院的訪客與家屬，雖然不常從一床遊走到另一床，成爲傳播細菌的溫床，但是沒有良好的洗手習慣，仍有機會成爲傳染疾病的幫凶。

總而言之，醫護人員和進出醫院的訪客與家屬的手是病人的幫手，還是禍手，關鍵在有沒有好好洗手。只要常洗手，我們的手，就是觀世音菩薩的手。而這個淨手的水，就是甘露水，一切眾生就可以得到減少感染無窮無盡的妙處！既然一般人踏入佛門多求淨心，同樣道理，進出醫院要勤於洗淨雙手。

參考文獻

references

註① 《開刀房的沉思：一位外科醫師的精進》葛文德著，廖月娟譯，天下文化，二〇〇七年出版。

註② 《好奇頻道：扭轉產婦命運的鬥士》劉育志、白映俞著：www.chihchih.net/2013/09/blog～post_16.html。

註③ 《手術刀下的奇才：現代外科之父霍斯德的傳奇生涯》吉拉德茵伯著，林哲男譯，天下文化，二〇一三年出版。

註④ WHO Guidelines on Hand Hygiene in Health Care: First Global Patient Safety Challenge～Clean Care is Safer Care.2009

註⑤ Boyce JM, Pittet D. Guideline for Hand Hygiene in Health～Care Settings: recommendations of the Healthcare Infection Control Practices Advisory Committee and the HICPAC/SHEA/APIC/IDSA Hand

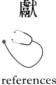

Hygiene Task Force. Infect Control Hosp Epidemiol. 2002 Dec; 23（12 Suppl）: S3～40.

註⑥ Pittet D, Mourouga P, et al. Compliance with handwashing in a teaching hospital. Ann Intern Med.1999, Jan 15; 130: 126～130.

註⑦ Bloomfield S F, Nath KJ. Use of ash and mud for handwashing in low income communities.International Scientific Forum on Home Hygiene（IFH）, October, 2009. http: //www.ifh～homehygiene.org

註⑧ Kumarasamy KK, Toleman MA, et al. Emergence of a new antibiotic resistance mechanism in India, Pakistan, and the UK: a molecular, biological, and epidemiological study. Lancet Infect Dis 2010 Sept; 10: 597–602.

註⑨ The Review on antimicrobial resistance chaired by Jim O'Neill. Tackling drug～resistant infections globally: Final report and recommendations,May 2016.

第五章

塊肉餘生

vs.

全人醫療

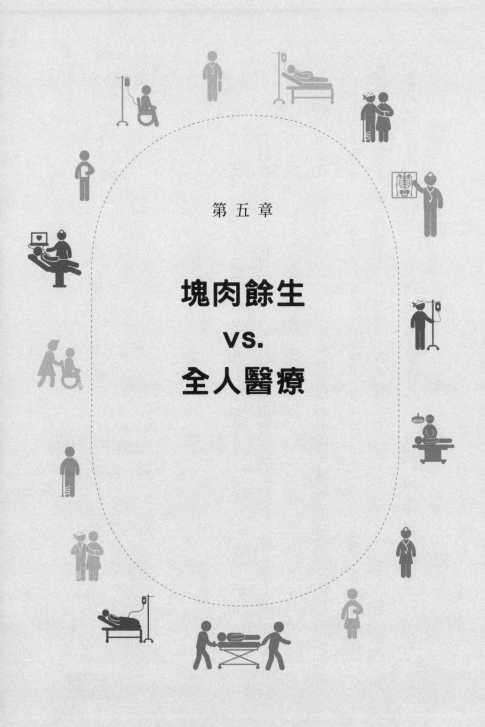

塊肉餘生

英國作家查爾斯・狄更斯（Charles John Huffam Dickens，一八一二年～一八七〇年），是英國維多利亞時代最偉大、並且以反映現實生活見長的作家。其名著《大衛・科波菲爾》（*David Copperfield*）寫於一八四八～一八五〇年，該書全名是《布倫德斯通貧民窟年輕的大衛・科波菲爾之個人歷史、歷險、經歷和觀察》（*The Personal History, Adventures, Experience and Observation of David Copperfield the Younger of Blunderstone Rookery*）。從書名不難了解故事大要，作者藉由大衛・科波菲爾童年到成年的成長經歷，來反映英國維多利亞時代，庶民在困境中討生活悲哀的一面。其中刻劃的人物，在任何時代都會遇上，所以能膾炙人口，歷久而不衰。

清末民初文學家兼翻譯家林紓（又名琴南；一八五二年～一九二四年）翻譯這本書，並取中文名爲《塊肉餘生錄》，其中「塊肉」是孤兒的意思，但是林紓先生不直接用孤兒，的確高明，不同凡響，因爲用「塊肉」這兩個字，很容易讓人聯想到「人爲刀俎，我爲魚肉」。縱觀主角大衛・科波菲爾的前半生，身爲孤兒，雖然沒有到孤苦伶仃的地步，但是時時活在人家的陰影下，身不由己，彷彿人家刀俎下的魚肉。

狄更斯的《塊肉餘生錄》令我想到現實一般民眾就醫的狀況。台灣自一九九五年實施全民健康保險以來，很多醫療的成就傲視全球，尤其外科相關領域的傑出表現，見諸國際媒體，讓大家沖昏了頭，以爲人人都享受名列前茅的醫療服務。實情究竟如何，爲什麼特別在這章節引用狄更斯的小說，還用上聳動的「塊肉餘生」？看看下面客觀的報導就心裡有數。

知名的《新英格蘭醫學期刊》於二〇一四年十月二十三日那一期，公布全球二十九個國家，民眾對「醫師信任度」（All Things Considered, Doctors in Your Country Can Be Trusted）及「最近一次就醫服務滿意度」（Satisfaction with the Treatment You Received When You Last Visited a Doctor）排名。該調查由美國哈佛大學公共衛生學院執行，結果發現，「醫師信任度」最高的前三名爲瑞士、丹麥及荷蘭，台灣人對醫師信任度與挪威並列第十二名，優於德國十九名、南韓二十名、日本二十三名以及美國二十四名。但在「最近一次就醫服務滿意度」排行，前三名爲瑞士、丹麥及美國，台灣全球倒數第三，排名第二十七名，僅略高於立陶宛二十八名及俄羅斯二十九名[1]。

當時媒體採訪前衛生署長楊志良及和信醫院院長黃達夫，要他們對這項調查結果，惠賜高見。楊前署長認爲，國內醫療服務滿意度低，與健保規定全民納保，民眾認爲付錢就是老大，也比較容易挑剔服務品質；而國內醫護人員待遇偏低，工作忙碌，無法爲患者詳細解釋病情，也易造成資訊不對等，無法讓病人滿意。黃院長則表示，美國人不信任醫師，因美國醫療保險公司和醫療體系曾有弊案，收費又高，民眾轉移對醫師不滿。但台灣正好相反，因有健保，台灣病人就醫不設限，普遍性及可及性高，相對地衝擊服務滿意度，這是台灣面臨的課題[2、3]。

無論楊前署長或黃院長，他們的發言都觸及台灣醫界的根本問題，就是便宜、大碗、又被濫用的醫療，不可能塑造出讓人滿意的服務。試想像菜市場一般的就醫環境，怎能有五星級一般大飯店的享受？無論大小病都湧進大醫院的門診和急診，在人人都要就醫平等的原則下，誰願意犧牲自己的小病，成全有大病的人優先治療？雖然急診有檢傷分類，並施行疾病輕重分級制度很多年，能嚴格遵守分級制度，輕症願意轉到中小醫院就醫，讓機會給重症病人留在大醫院治療者，仍屬鳳毛麟角。難道大家寧可在醫療醬缸中苟活，成為大醫院裡的科波菲爾，也不願意退一步海闊天空？

答案想當然爾是否定的，誰都不想在塊肉餘生中求生存。但是要不想成為醫療刀俎下的魚肉，我們有什麼脫身之道？

從走動小販買菜走向菜市場的醫療

小時候的鄉下，就醫非常不方便。小孩子幾乎都是產婆接生，小病多是就地解決，肚子痛，就在肚臍上塗薄荷油；如果痛久一點又兼腹脹，就找個鐵罐子，放幾張經紙，點火燒了幾秒鐘，造成空氣稀薄的短暫時間，迅速蓋在肚臍上，利用近似眞空的效應，將肚子的空氣吸出來，名爲「拔罐」。有時候根據長輩經驗，就地取藥材治病。比較有經驗的長者，成爲生病諮詢的對象，甚至還開處方，成爲名符其實的密醫，這其中還包括疼我的祖父。據說年輕時候，還很會幫人看痲疹。

在二次世界大戰前後那幾年，醫療資源缺乏，也沒有法律規範，而這些長輩開的處方，當然都是就地取材，或者附近中藥行買得到的藥材，完全沒有科學檢測過。但是也不用太過擔心，這些處方雖然多無法眞正對症下藥，但是也多不會傷身。這情形很像每戶鄉下人家在自己的菜園種菜吃，餓了有東西裹腹，不假外求。幸好，絕大多數疾病如傷風感冒，感染出疹子，多可以自癒。這些長者兼密醫的處方，自然地發揮安慰劑的功效。會因此而加重病人病情的情況，確實少見。

一旦在地長者兼密醫的處方無效，人們自然會將病人轉送到有醫師牌照的診所或小醫院就醫，再不行，也至多轉到當時的省立醫院就醫。會再往上轉到名醫匯集的台大醫院或台北榮民總醫院的機會非常少，多半是少見或困難處理的病例，省立醫院層級的醫師處理不來，才往上轉。當時大多數病人沒有保險，就算有機會轉到台大醫院或台北榮民總醫院治療，很多病人的家屬，摸一摸口袋或枕頭下的銀兩，就打退堂鼓，不打算進一步治療了。反正病人陽壽已盡，也怨不得天。

也因爲這樣的環境，一般人和診所或小醫院醫師之間的關係，出奇地好。筆者小學四年級時，祖母病逝，身體莫名其妙地起大大顆的疹子，奇癢無比，爲此好幾次勞駕父親帶給當時新竹有名的詹內兒科診所看病，吃藥打針一個多月，才逐漸好起來。先前祖母及其他長輩看病，父親曾經帶他們來過這診所，因此和詹醫師建立起相當好的醫病關係，詹醫師實際上算是我們家的家庭醫師。只是一般人無事不登三寶殿，不像國外的家庭醫師，被照會諮詢那麼頻繁。在我看病那一個月，詹醫師兒子通過教育部公費留學考試，到美國留學的事，詹醫師也不吝和我們分享。雖然自己當時對幽暗的診所，滿屋子的藥味，非常排斥，但是對詹醫師個人卻頗有好感。多年以後，我也參加並通過教育部公費留學考試，到加拿大留學，不無受到他的影響，而有見賢思齊的舉動。

這樣的醫療行爲，很像和走動小販，在自家門口買菜、買魚肉和醬料、佐料。小販的推車或三輪車上能載的東西不多，但是能滿足一般家庭的需要，正是「麻雀雖小，五臟俱全」的寫照。當時的開業醫師，很多十八般武藝都要嫻熟，內外婦兒兼修，還不時要出診，到無法行動的病人家裡看病。不僅做到全人醫療，有的甚至於做到全天候醫療！

只是這樣的光景，維持不了多少年。醫學在二次世界大戰後突飛猛進，各種診斷及治療工具，像雨後春筍般冒出來。像心電圖、超音波及心導管，不僅幫忙內科醫師診斷心臟病，也逐漸透過心導管打通冠狀動脈狹窄的問題，甚至裝支架撐開狹窄的地方。治病的武器多了，專科的形成，彷彿水到渠成。首先有中華民國心臟學會，於民國四十九年（一九六〇年）成立。腹部超音波與內視鏡的發展，也催生台灣消化系醫學會於民國五十九年（一九七〇年）成立。血液與腹膜透析的發展，無疑地幫忙台灣腎臟醫學會的成立。當然，其他專科甚至更精細的次專科，也應運而生。毫無疑問，專科甚至更細的次專科的發展，有它們劃時代的貢獻，也確實提升整體醫療水平。但從此以後，看病專科化、器官化，成爲不可逆的趨勢。

看病被集中化，流向大醫院的原因，除了大醫院專科較齊全，設備較多元，可以一次到位，不假外求，台灣醫院的評鑑制度推波助瀾，功不可沒。台灣從民國七十七年（一九八八年）實施醫院評鑑，將醫院分成醫學中心、區域醫院及地區醫院三個層級，當時的公、勞、農保，以及隨後在民國八十四年（一九九五年）開辦的全民健康保險，同一種醫療的給付因醫院層級不同而有別，當然以醫學中心爲最高。有些治療項目，還限定區域級醫院以上，甚至於醫學中心才可以執行。可以想見，醫院大型化、醫學中心化，成爲有辦法的人追求的目標。地區醫院的式微，成爲大時代及偏頗制度之下，不可逆轉的趨勢。

而大醫院樣樣齊全，像極了貨色齊全的百貨公司或大賣場，而從來就沒有好好建立家庭醫師制度的台灣，連有機會成爲家庭醫師的一般診所，也不像小時候看病的診所。大病固然不用看，反正有大醫院侍候，連小病也須要與大醫院爭食。只好退而求其次，儘量在夜間假日看診，方便就近的病人就醫。而大醫院二十四小時開張的急診室，成了民眾有恃無恐的就醫場所，再也沒有人半夜敲診所或小醫院的門。診所或小醫院的醫師，從此偏安，不必做隨時有人找上門的家庭醫師。

無論大小病，病人都蜂擁進入大醫院的門診和急診，成爲今天台灣就醫的常態。許多病人在環境不是很好的急診室就醫或等床，有時候一等好幾天。更多的情況，宛如小蜜蜂一樣，根據疾病主要器官的位置，忙著到不同專科看病、拿藥，或做檢查與處置。這樣的醫療行爲，和到傳統菜市場買菜沒兩樣。要買齊需要的食材，就要到不同攤位挑選購買。對患有慢性病、多重器官出問題的老年人，在大醫院裡團團轉，無法和行動敏捷的小蜜蜂比擬，但是和《塊肉餘生錄》故事裡的主角大衛·科波菲爾身不由己的處境，實在沒什麼多大的差別。

全人醫療仍是夢

發生在民國九十二年（二〇〇三年），由冠狀病毒引起的嚴重急性呼吸道症候群（Severe Acute Respiratory Syndrome，簡稱ＳＡＲＳ），對全世界的醫護人員，構成嚴重的威脅。該病最早於二〇〇二年十一月初在中國廣東省河源市出現，二〇〇三年三月十四日台北市和平醫院發現第一個ＳＡＲＳ病例，隨後包括高雄長庚醫院在內，多家醫院淪陷，雖然帶ＳＡＲＳ進到台灣的是一般民眾，受害最深的卻是就近照顧病人的醫護人員，在總計三百四十六名ＷＨＯ發佈的確診病人中，有六十八位是醫護人員，在三十七名死亡的病人名單中，有六位是第一線醫護人員，包括兩名醫師、四名護理師。

事後看這個數字，也許沒有那麼嚇人，但是當時第一線打仗的人，在短短三個月之間，一個接著一個中彈，又在最初防衛不佳的情況下，接二連三有人陣亡，要不造成軍心浮動及人人恐慌，實在不可能。事後檢討，多位醫界大老，將矛頭指向醫師訓練太專科化，一般急救常識及技能不足，才造成醫師面對重大疫情，表現荒腔走板，於是有一般醫學內科及一般醫學外科的訓練，先從三個月做起，逐漸拉長到一年，最終目標是兩年，並以全人照護（Holistic Health Care）爲終極任務，也列爲醫院評鑑的重點。

「全人照護」顧名思義在照護病人時，應該把病人視爲整體，而不是分開爲部分；尊重病人生理、心理、靈性以及社會各方面的需要，並且以其價值觀作爲臨床決定的導向。看起來，經過SARS的洗禮，醫界大老用心良苦，想藉由一般醫學內科及一般醫學外科的訓練，扭轉看病專科化、就醫器官化的弊病。也希望病人不必像小蜜蜂一樣，看個病一下子跑到西邊，再一下子又跑到東邊。但是，除了尊重病人生理、心理、靈性以及社會各方面的需要，可以經言教、身教，各種教育手段，勉強達陣，最重要的目標「把病人視爲整體，而不是分開爲部分」能做得到嗎？

要把病人視爲整體，就不能看病還分科別，每一位醫師的養成過程，就應該像以前開業醫師，各種器官系統的疾病都要嫻熟，十八般武藝至少要能略知一二，若能內外婦兒兼修更好，只有這樣看病才可以把病人從頭看到腳，而不是只看自己最熟悉的器官系統的疾病。病人若需要特殊檢查與處置，才轉到學有專精的醫師手上完成。

無論全人醫療或全人照護，若沒有國家擬定一套政策打破專科的疆界，一切努力都將淪爲巷議空談。目前很多醫院設置的家庭醫學科、老人醫學科或整合性高齡友善門診，點綴性質居多，還沒有那一家醫院敢全面推廣全人醫療的門診及住院服務。這茲事體大的舉動，不是從住院醫師訓練去添加全人照護的科目，就可以要求醫師做到全人照護，從此病人就可以從一而終。

筆者從擔任外科部主任、副院長到代理院長，接觸越來越多多重疾病的老人，像小蜜蜂一般在大醫院轉來轉去，到不同科看病，才發現這個問題不單純。一方面要從醫學教育及訓練著手，將目前醫學教育的重點從器官化思維，轉而系統化、全身化，任何診斷與治療都從全身的觀點去思考；其次，專科的定義要全面改寫，某一專科的醫師，只表示他有執行該專科特殊檢查或處置的專長，而不是只會看那一專科的病。例如擁有台灣消化系醫學會專科執照的醫師，當然要能執行腹部超音波與內視鏡的檢查，但是他也會看一般人的心臟病、腎臟病或糖尿病。再其次是政府的政策，須要打破專科看病的給付，全面提升全人醫療的給付。如此一來，各醫院自然會配合實施全人醫療。

當然貫徹全人醫療重要的一環，仍待重建式微或苟延殘喘的全天候診所或地區醫院。這些貼近庶民生活的醫療院所，如何在角色扮演上能重回我們小時候所體驗的作爲，有待政府及大眾集思廣益，否則只有轉型適應，或仍苦撐待變。前者如筆者好友方武忠醫師開在高雄中學對面的南山醫院，目前主要業務是其夥伴陳高昇醫師開發的腦中風病人急性後期照護（post-acute care）。後者如陳巖恕醫師主持的健仁醫院，四十年來，堅守崗位，持續成爲高雄楠梓地區社區民眾健康把關的守護神。兩者都是少數碩果僅存的地區醫院，也是有機會成爲全人醫療的尖兵。

古人有言：「待黃河清，人壽幾何？」全人醫療牽涉到的教育及制度，實在太廣泛，陳義實在太高，至少在我們這一代，它恐怕還是遙不可及的夢想！一般民眾期望看病像遍佈全台各鄉鎮的便利商店，能全天候就近服務需要的人，也須假以時日，政府政策大幅地改弦更張，方足以成事。

在目前情況下，一般民眾要如何自處，方能免於成爲目前醫療制度下的塊肉餘生？筆者只能建議「良禽擇木而棲」，找個可以信賴的好醫師，以他（她）爲家庭醫師、爲軸心，逐漸擴展到其他專科。儘可能減少看病的科別及醫師，否則科多、藥多、意見多，太多的治病處方，普通人怎能消受得了？

參考文獻

references

註① Blendon RJ, Benson JM, Hero JO. Public trust in physicians—U.S. medicine in international perspective. N Engl J Med. 2014 Oct 23;371（17）: 1570-2.

註② 「台醫療服務滿意度 全球倒數第三」林芳如撰稿發表於二〇一四年十月二十八日08:43「中時綜合報導」。

註③ 「國人對醫界滿意度 倒數第三」，楊欣潔、吳佳珍撰稿發表於二〇一四年十一月十七日11:16:58「聯合新聞網」。

第六章

醫療大觀園

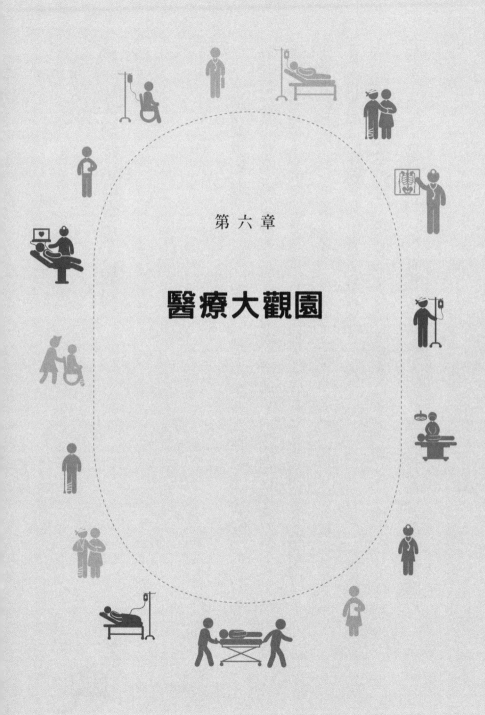

劉姥姥進醫療大觀園

「劉姥姥進大觀園」是曹雪芹名著《紅樓夢》第四十回所描述沒有兒子的農村窮寡婦劉姥姥，依靠女婿王狗兒過日子。藉著親戚關係，前後四度進入賈府。作者透過劉姥姥這個人物的見聞與感受，具體而微地反映貧富懸殊的兩個世界，引領讀者以旁觀者的角度了解大觀園中豪華、奢侈的生活樣貌，並以一個憨村婦對比一群錦衣玉食、養尊處優的仕女，其中涵意，不言可喻。

「劉姥姥進大觀園」成爲全球華人從一個簡樸的世界，進入另一個全然不同的、繁華、複雜的或龐然大物一般的世界，最常被引用的代表。自從醫院評鑑將台灣醫療院所分級，給付也差異化之後，醫院開始大者恆大。全民健保的實施，更迫使醫院朝企業化方式經營，必須錙銖必較，必須量大才更能降低各項成本，於是，幾乎沒有例外地，每一家能夠存活良好的區域級以上醫院，都是一棟又一棟地加蓋，各醫務專科不但變大，也依照功能及醫院的規劃，分散在不同樓層，甚至不同棟。這不可避免的結果，就是讓一般就醫民眾到區域級以上醫院看病，像極了《紅樓夢》中的劉姥姥進大觀園，只是這醫療大觀園，不像《紅樓夢》中的賈府，那麼有趣！

首先，如果病人是第一次到一家大醫院看病，他（她）勢必要掛號，填寫基本資料。對一般年輕人，這些都不是問題，但是對越來越多的高齡族群，這是試煉的第一步，幸好這些問題在多數醫院都可以找到志工幫忙。其次，病人的主訴，決定他（她）要看診的科別。對於沒有家庭醫師制度的台灣，這是非常嚴峻、連年輕人也會弄錯的一步。

以作者身為小兒外科醫師為例，我們門診能夠處理的小朋友的疾病，五花八門，從頭到腳都有，包括常見的兒童腹股溝疝氣，比較困難的尿道下裂、直肛異常，以及兒童各種大小的頭頸部腫瘤等。可以說，兒童絕大多數問題都可以包辦解決。但是有些看似簡單的問題，像小朋友跌倒，造成某一處手腳不太能像往常一樣活動，通常這樣的病人也會先掛小兒外科醫師的號，檢查有沒有明顯的外傷，我們可以幫得上忙。如果沒有，病人又有肢體局部腫脹壓痛，顯見小朋友的問題在骨頭或關節，我們通常會退號並直接轉診給骨科醫師看。雖然我的訓練背景，也足以懷疑他（她）有某種骨頭或關節傷害，並安排病竈部位的X－光檢查，以確認有沒有骨折，但是一些關節韌帶的傷害，比較須要更專業的骨科醫師判斷，以避免掛一漏萬。雖然流程安排上，多了一道程序，至少病人可以看對醫師，並接受合宜的處置，很多時候是雙贏的局面。

比較麻煩的是，病人自己說不清楚那個症狀才是他（她）最主要的，也就是無法清晰地描述他（她）尋求醫療的主訴。常常把最近出現的一些症狀，講了一大堆，因此誤導幫他（她）掛號的親友、志工或者門診掛號櫃台的服務人員。等到了診間問診，才發現最近出現的一些症狀，是背後某個慢性病造成。如果這位醫師剛好是該慢性病的專科醫師，或者通曉各科的家庭醫學科或一般內科醫師，事情就好辦。如果不是，也許這位醫師會先看了，給予須要的藥物治療，或安排一些必要的檢查，再預約下次回到同一科門診，或更進一步轉到該慢性病的專科醫師門診。有的醫師不看不是自己專科的病人，當然病人就會立即轉走。

比起二次世界大戰以前的人，現代人活得夠久夠長，足夠讓身體零件，也就是各個器官系統一個又一個出現狀況，身帶多重疾病的人越來越多。很不幸的是，建構在二次世界大戰以後的專科醫學教育，把多數醫師框在自己熟悉的單一器官系統裡面看病。於是，最常見的三高疾病（高血糖、高血脂、高血壓）病人，至少會在新陳代謝科及心臟血管內科就醫，若合併有腎臟病，就免不了到腎臟科報到看病。如果他（她）又有神經系統方面的症狀，神經內科幾乎不能避免地，成爲他（她）必須造訪的專科。若更不幸又出現眼睛的問題，眼科也在看病名單上。

於是乎大醫院裡充斥者看多科疾病的「劉姥姥」，不但要在分佈廣袤的各專科之間打轉，還要注意看病時序，坐下來只能說幾句話，當然要把握關鍵時刻，說出該說的話。若稍表達不對，症狀講得太重，藥就加上去，如果不是在同一科重複同樣的抱怨，還會額外加藥或加量，反正健保不會因此加價。於是乎出現另一個奇景，「傳統社會看病要「對症下藥」，這個症字，應該是疾病本身，而不是症狀。很不幸地，現代人看病，尤其在現今教育制度及健保環境下，絕大多數醫師看病一樣是「對症下藥」，只是這個症字，就是症狀或徵候。如果病人吃了一種藥，產生了一些副作用，引起新的症狀，比較好的、或警覺性高的醫師，應該會停藥或減少劑量，或換上另外一種藥。但是，我們也看到少數醫師，不曉得是警覺性不夠，或藥理學養不足，還是不假思索的反應，就「對症下藥」，額外加上針對該症狀或徵候的藥。這似乎對看病的『劉姥姥』是好意，但是一袋子的藥，不只造成服藥的困擾，還可能造成多重藥物之間難以預期的交互作用。當然，無論醫院或健保局，都不樂見這樣的發展。後面有專門一個章節，討論用藥的大事。

看病拿藥，還只是「劉姥姥」進入醫療大觀園，最常見的情景之一。問診及身體檢查之後，要不要安排其他項目的檢查或檢驗，什麼時候到那個地方做檢查或檢驗，檢查或檢驗前要注意什麼，完成之後什麼時候看結果，問題一籮筐，也一個接著一個來。漏了或延遲注意一項有重大發現的檢查或檢驗，可以造成致命性的後果，這也是「劉姥姥」進入醫療大觀園，不能輕鬆以對的另外一個原因。當然，如果檢查結果，病人須要手術，那又進入另一個層次的問題，必須另外一個章節來討論。

「劉姥姥」進入醫療大觀園，是保險制度縱容醫院大型化、醫療企業化、看診器官化的劃時代產物，也是人類享受長壽但又衍生許多慢性病的必然情境！

怎麼和醫生說話？

《紅樓夢》中，劉姥姥進了大觀園以後，鬧了很多笑話，這是典型鄉下人或村婦進城，難以避免的舉止。劉姥姥和賈府養尊處優的仕女間的對話，不管多可笑，都無傷大雅。但是，「劉姥姥」一旦進入醫療大觀園，胡言亂語就不可能大而化之解決掉。看病是大事，不一定是嚴肅的事。但是，如果和醫師之間的對話不投機，那眞是連半句話也嫌多，當然，看病絕對會變成無法避免的苦差事。

筆者四十多年前在台大醫院皮膚科當實習醫師的時候，必須跟診抄寫主治醫師口述的診斷和藥單，或幫忙做簡單的處置。有位大老級主治醫師，寫過一本皮膚科醫師必讀的手冊，其道行高深，自不在話下。這個老師的看診方式，非常特別，通常在他輕鬆坐定後，手上幾乎會拿一份報紙在閱覽，這時跟診護士才會從容不迫地按照號碼，叫病人進來看病。有經驗的護士，早已先弄清楚病竈部位，病人一進來，就要他們捲起袖子或褲管，或寬衣解帶，露出病竈。這時病人才準備要坐下，想說明自己的病史，我們這位老師早已從報紙移開的一瞬間，看完疾病，說出病人的診斷和處方，病人不一定全身打量過，就繼續看他的報紙！

這樣省話又突兀的看病方式，很多時候讓病人一時呆若木雞，等回神過來，幾乎一致的問題是：「您到底有沒有看到或看清楚我的病？」想當然爾，這位省話長輩的標準答案是：「看好了，照著藥單上的藥膏塗抹（或服用）就對！」病人還愣在那裡，或還想多問兩句話的時候，下一個病人已經進來，前一位病人或家屬就只好讓位。很有意思的是，雖然病人或家屬可能有萬般不願，我們卻極少看到爭吵的場面。一方面可能震懾於台大醫院這位大老級主治醫師的權威，另外一方面可能當時一般人看病，對醫師的服從性還很高。

如果現代人看病，可以依樣畫葫蘆，所有醫師的看診作業，必然又快又輕鬆、流暢！但是，不是所有疾病看一看皮膚就可以解決，也不是可以不用詳細的問診、身體檢查或做進一步其他項目的檢查或檢驗，就可以正確無誤地治療病人。能夠輕鬆自在、從容不迫地看病，是病人、醫師及所有涉及診療人員的夢境，但必須植基於高給付、低看病次數的理想國度，而現實的台灣，離開這一步，應該有數千里之遙！

根據《全民健康保險》雙月刊第一〇二期，發表於民國一〇二年三月號，名爲「合理就診 減少醫療浪費」的文章報導，在民國一〇〇年，每人平均門診次數約在十五次左右。同時有八百零六萬人，每年就醫超過十五次。更離譜的是，以民國九十九年資料爲例，排除重大傷病後，門診就醫次數等於或超過一百次者，共有三萬三千四百六十八人，其中就醫次數最高的是一名三十九歲的女性，全年就醫次數一千零七十八次！雖然經過中央健康保險署及各地方健保局的努力，就醫次數太高的極端例子有降低看病的次數，但是整體國人的門診次數，依然在世界上名列前茅[1]。

在給付偏低又常看病的前提下，幾乎各大區域級以上醫院，門診時候人滿爲患，每一個病人分配到的看診時間，無可避免地相當有限。民眾就醫常遇到「三長兩短」的情況，意即等掛號、等看診、等批價領藥的時間長，相對地，看病問診及解釋病情的時間短。健保署及各級醫院都在努力降低三長，因爲它們已經變成醫院很重要的品質指標。但是兩短能不能變長，就眞要費思量了。

到底看診時間多長才合理，其實要視病人病情是否單純還是複雜而定。以筆者身爲小兒外科醫師爲例，我們門診看的疾病，大多數很單純，大概一眼就看完，小朋友也難得有其他合併的問題，和家長說明或加上衛教，三至五分鐘，即相當充足，家長也不曾抱怨。如果病情較複雜，或者須要安排手術，則須要花較長時間說明，包括解釋手術的必要性，術前的準備，是否需要住院或門診手術就可以等等。走完這些程序，通常須要十至十五分鐘。

但是成年人看病，就不是那麼簡單，尤其身帶多重疾病的長輩，疾病一個接著一個困擾他（她），常常一坐下來就要話說從頭，忘了醫師看病問診的時間有限，若因此抓不到重點，吃虧的還是病人。怎麼在有限時間內和醫師說話，讓醫師抓到重點，成爲現代「劉姥姥」看病非常重要的課題。這項課題，沒有標準答案，但是從事醫療業務超過四十年的筆者，可以比較客觀地提供個人看法供參考。

如果病人第一次看這位醫師，病人有其他醫院或醫師就診記錄，隨身帶來，但不是一開始看病就丟給這位醫師這份病摘，尤其這份摘要冗長時，更不能這樣做。應該單刀直入、切中要害，也就是把之前最重要的診斷或病名說出來，曾經做過的檢查及處置扼要地說一下，如果有服藥，最好藥袋也帶來。雖然健保署目前有推展雲端藥歷，上網就可以查看先前病人服的藥，但是，病人指著藥袋的藥親自說明那一種服多少，怎麼使用，再和目前就診最重要的症狀或徵候一比對，多數醫師就會了然於胸，很快就抓到重點，如果有須要，醫師自然會翻閱先前其他醫院或醫師就診記錄，供最後判定的參考。

如果病人從未就醫，則病人自己最主要的症狀，固然要表達清楚，家族史也變成非常重要的參考資料。以現今科技的進展，越來越多的證據顯示盤踞十大死因前五名的惡性腫瘤、心臟疾病、腦血管疾病、肺炎和糖尿病，只有肺炎可能與家族遺傳扯不上關係，其他都有遺傳基因在作祟。所以，把家族成員的重要疾病講出來，對醫師看病的幫助其實非常大。

如果須要侵入性檢查，無論這位醫師或跟診的護理師有多忙，在執行侵入性檢查，例如觸摸女性的乳房或檢查陰道、子宮頸的時候，都必須確認有第三者在場，如此可以避免無謂的紛爭。雖然多數醫師執業行爲中規中矩，也有醫師玩笑開過頭，或檢查動作讓病人不舒服，有第三者在場，通常醫師會比較收斂。如果這位醫師的看診方式，您實在無法苟同，就不必勉強看下去。

如果病人是這位醫師的常客，意即經常複診，一般情形病人與醫師之間的對話，已經有默契，處方開藥變成例行公事，用藥通常隨症狀調整。但是，多重疾病的病人，通常也看很多科，如果到每一個地方抱怨同樣的症狀，難免後面看診醫師會改藥或加藥，用藥變得更複雜，成效及副作用更難以預測。筆者建議，任何變更處方，應該以其中一位醫師爲中心，由他（她）來主導，如此可以避免重複及多重用藥造成不可預期的結果。

很多時候，家裡發生的瑣事，會造成病人心煩意亂，甚至於心力交瘁。發生這樣的情形，多半會影響甚至於加重病人的症狀，如果病人或陪同看病的家屬適時講出來，傳達給醫師，這時候，適當的心理疏導，勝過加藥或加量。

老病人也有老病人的問題，其中最怕的是有新的病出現，尤其癌症，初期症狀或徵候不會很明顯。病人或陪同看病的家屬，如果發現最近出現一些過去沒有，或持續存在的症狀，例如咳嗽、體重減輕、大便不正常等等，一定要優先告訴醫師，做必要的檢查或檢驗。切忌把不重要或昨天晚上發生的事，像睡不著、和兒子媳婦吵架等擺在前頭，在有限看診時間下，錯過表達的機會，一拖恐怕是三個月以後。當然，一旦做了檢查或檢驗，一定要記得追蹤結果。雖然有重大發現時，醫院有機制會通知醫師和病人，但是，還是有掛一漏萬的時候。尤其現代人經常更換通訊地址及電話號碼，卻不在就診時，跟櫃台服務人員更新，以至於連絡無門，錯失良機！

怎麼和醫師說話？是一門學問，特別在看病問診及解釋病情的時間短的年代。如果讀者意猶未盡，可以參考『讀者文摘』中文版，於二〇一六年八月那一期第五十八頁，「要如何和醫師談話」一文，也許會另有心得[2]。

如渾水中的急診室

渾水是混濁不清的水，也代表混亂又有點侷促、狹小的環境，或者是非之地。傳統社會常勸人不要『淌渾水』，意思是希望這個人安分守己、潔身自愛、不要捲入是非。當然，『渾水摸魚』就是在混濁不清的水中抓魚，因爲比較容易抓到，也自然地比喻乘混亂的時候從中撈取利益的意思。將目前台灣各大醫院的急診室，比喻在渾水中，沒有不敬的意思，只是想要表達國人濫用急診，已經到了難以收拾的地步，病人湧進侷促、狹小的急診室，在有點混亂的環境中就醫，其實和渾水中的魚，沒有兩樣。而急診室的所有醫護工作人員，在這樣的場所執行醫療，也實在莫可奈何！

有趣的是，「渾水」一語的出處在《紅樓夢》第九十回末尾：「不然，就是他和琴妹妹 也有了甚麼不對的地方兒，所以設下這個毒法兒，要把我拉在渾水里，弄一個不清不白的名兒，也未可知。」其中所描繪的情境，很容易聯想到目前各大醫院的急診室！至於誰下這個「毒法兒」，要把大家拉進渾水裡，弄一個不清不白的名兒，可能說來話長。包括國人缺乏家庭醫師可以諮詢，醫學教育尚無法培養出全人醫療的人才，保險制度讓醫院大者恆大，醫療進步讓現代人活得夠久夠長，足夠讓慢性病造成身體的零件，一個又一個出現狀況，進出醫療院所越來越頻繁，門診滿而溢到急診，急診就醫難以設限，幾乎一環扣一環，塑造出急診像傳統菜市場一般壅塞的奇景。

現代人活得夠久夠長，是醫學進步的象徵，無可厚非。但是伴隨而來的慢性病，以及層出不窮的狀況，則是須要想法子解決的問題。政府及各大醫院，都在想辦法疏通這樣的壅塞，但是截至目前爲止，成效仍不彰，原因很簡單，沒有幾個人有就近可以信賴的家庭醫師可以諮詢。碰到問題，本來應該在就近的診所及地區醫院解決，但是診所及地區醫院，迫於給付，逐漸養不起全天候看病的醫護人員，一般人只有在診所及地區醫院大門拉開的時間可以去試試看。每逢夜間或假日，就近求助無門，只好往大醫院送。久而久之，惡性循環成型，診所及地區醫院站在第一線把關的角色逐漸趨於式微。

釜底抽薪之計，繫於政府有沒有足夠的決心，從給付及根本制度著手，讓就近的診所及地區醫院願意當病人的好厝邊，也就是讓我們小時候看到的診所或小醫院的醫師，願意重新燃起守望相助的做法，無論晝夜，隨時準備幫周邊的病人看診，甚至於出診。這幾乎是起死回生的做法，必須大破大立，方足以成事。目前居家照護，或者衛生福利部準備推出的居家醫療，還只是小規模的方案，受惠病人有限。要更大規模的推動，不僅政府要花大錢，重新教育及補助診所或小醫院的醫師，有能力照顧多重疾病的病人。還要從各方面著手，重新建立民眾對中小醫院及診所醫師的信心。

當然，心態的改變，才是最後也最重要的。目前習慣把有一點點問題的病人就送到大醫院，以避免病人或家屬找麻煩的診所或小醫院的醫師，願不願意重操前輩的舊業，犧牲夜間或假日的時間，和附近幾家診所或小醫院的醫師，合起來執行區域聯防的醫療業務，是避免病人無論大小病都往大醫院送的另一需要解決的問題。

此外，如何防微杜漸，讓一些擅用保險有缺陷的防護網，進出急診室的人知所進退，不要成爲急診室的所有工作人員的包袱，也是須要政府改善的。最鮮明的例子，就是一些慢性病或慢性疼痛的病人，甚至於毒品使用者，因爲嗎啡成癮，常把急診室當作『提款機』，三不五時光臨，要求打嗎啡類止痛藥，若不從則出言要脅，令人不勝其煩。也有不服檢傷分類，硬要插隊看診，甚至於演變成暴力事件。雖然醫院都有一套做法去應付諸如此類的問題，政府政策也在努力改善，但是限於門禁無法管制，而且一旦滋擾生事，執法不嚴、判決又輕，使急診室除了壅塞之外，也容易成爲暴力事件的溫床。當然，類似這樣不受歡迎的病人，中外都有，麻省總醫院（MGH）的醫師，還給他一個特別的名字GOMER（get out of my emergency room，滾出我的急診室）[3]！

其實，急診不只是醫院的一個部門，更是體檢我們醫療照護系統的窗口（It's a "room with a view" of our health care system.）[4、5]，尤其對台灣超過三分之二的內科病人，已經相當高比例的其他科的病人，都從急診室進住醫院，更具意義。社區醫療功能不張，保險系統出狀況，或預防措施不完善，幾乎毫不留情地，馬上就反映在擁塞的急診室[4、5]。當然，急診是一個來彌補很多空隙的重要平台（ED fill gaps in the system.），包括處理所有疑難雜症，重大災難及整合各部門，以提供二十四小時不間斷高品質重症處理的平台[6]。

在現階段不完美的醫療系統裡，也許渾水要變成清水的這一天，路還很遙遠，絕對無法一蹴可幾。爲今之計，仍有賴病人與家屬的良知與醫學常識，能在診所或小醫院解決的，就不要擠進大醫院；能在大醫院門診解決的，就不要急於往急診室跑。眞不得已到急診室就醫時，也幫忙按照急診檢傷分類的原則看病，減輕急診室所有醫護人員的負荷與紛擾。如此一來，渾水至少可以清一點。當然，水至清則無魚，這種情況，應該永遠不會發生在大醫院的急診室！

叢林法則下的外科

病人門急診看診之後，或者住院經內科醫師確診之後，確定有需要開刀，才可以解決問題者，就會找上外科醫師，或者外科相關科系的醫師用手術方式解決。開刀可怕嗎？如果它像理頭髮這麼簡單，而且還看得見師傅在做什麼，一般人就不用這麼提心吊膽，甚至憂心忡忡！就算對手術作業習以爲常的外科醫師，自己也怕挨刀。畢竟開刀難免有併發症及後遺症，另外，麻醉也有風險。雖然麻醉後一覺不起的比率非常低，可能和被雷公打到的機會差不多，但是敢冒風險，雷雨天還在野外逗留的人畢竟不多。同理，能免則免的手術麻醉風險，一般人也是可以避開就避開。

但是，手術很不巧地常常是疾病很多治療選項中，最有幫忙、也最快速解決問題的途徑。以筆者爲例，過去也曾因一些小問題，接受過三次手術，還好都是簡短的開刀。即使如此，還是事前做足功課，找有經驗的醫師，用傳統手術方式解決困擾，既無併發症、也無後遺症。當然，不是每一個人或每一次手術，都可以這麼幸運，即使是併發症理應很小的手術，也可能出狀況，而且活生生地在我最熟的表哥身上上演。

以我從小學開始不斷往來支持我的表哥爲例，民國一〇〇年春天的一次體檢，成爲可怕夢魘的開始。在新竹一家醫院檢查，大腸鏡發現大腸有瘜肉，當下接受瘜肉切除術，過程順利，隨後病理切片結果有異常細胞，不排除是早期癌症，也不能排除切除部位仍有異常細胞，於是跟隨一般大眾的做法，到台北一家知名治癌醫院，尋求第三者意見。找到的外科醫師，不排除有殘存癌細胞，建議切除一小段大腸，並強調手術很簡單，幾天就可以出院，於是表哥沒有找我或其他醫師諮詢，就接受手術。不巧的是，手術發生嚴重併發症，不但須切除一大段腸子，還做了事前完全沒預料到的人工肛門。手術後的日子，根據表哥描述：「簡直不是人過的」，所有人工肛門的併發症都遇上，還好老命保住。最後在花了一大把鈔票之後，再次手術，把人工肛門關閉，故事才終於結束。事後醫院發出的病理報告，據說沒有發現癌細胞。

此案是特例嗎？是我表哥倒楣嗎？其實比我表哥更倒楣的，大有人在，我身邊朋友的家庭，很多都可以找到手術出問題，因而犧牲一條寶貴性命的案例，有的發生在早期醫療不發達的年代，有的最近幾年才發生。身爲外科醫師，不忍心讓一般民眾，在毫無戒心之下，成爲誤闖外科叢林的兔子！

知名的美國作家Michelle Crouch，曾擔任《讀者文摘》英文版的編輯，也寫過一系列的文章，透露很多行業鮮爲人知的秘密，包括二〇一二年十月發表的「外科醫師不會告訴您的五十個秘密」（50 Secrets Surgeons Won't Tell You），如果讀者有興趣，自己可以從網路上摘錄下來。有些在美國比較常見的問題，例如轉介的醫師和手術醫師，有利益往來，轉介醫師的話就不是全然可信。除此之外，洋洋灑灑五十個秘密，多數是真言，說穿了外科這個行業，一般民眾不能不知的一面！

聽到開刀的訊息，一般人第一步必須先弄清楚，這是不是一定要手術才能解決的問題，以小兒外科最常見的手術「腹股溝疝氣修復術」為例，這是明顯地身體結構的問題，以不到二十分鐘的手術，就可以避免箝頓性疝氣的併發症發生。後者會讓脫出的腸子或甚至卵巢，擠在有限空間的疝氣袋子裡，連同被擠壓的睪丸血液來源，一起發生缺血，導致壞死。這樣的疾病，當然以即時手術為宜。相反地，常發生在嬰幼兒的肛門瘻管，很可能發作幾次後，管道就阻塞自癒，故宜先保守治療，不必急於出手。

如果問題不單純，手術也複雜，甚至於有相當高比率的併發症及後遺症，死亡風險也高，則除非是緊急手術才有機會救命，一般情形，只要可能，最好徵詢第三者意見，包括您常看的內兒科或家醫科醫師，另外一家醫院的外科醫師，探聽手術的必要性。有時從同一家醫院上班的熟人，打聽這位醫師選擇手術的嚴謹度，也很有幫助。

如果有幸碰到被這位醫師做過同樣手術的病人或家屬，提供的由衷之言，應該是第一手、也可能是相當可靠的信息。當然要切記，即使是同一類疾病，由同一位醫師操刀，結果也可能不完全相同，只是誤差的機率，會比不同的醫師少。

其次要問，眞有那麼急著要用手術解決嗎？一個最典型的例子，就是攝護腺特異抗原（prostate-specific antigen，簡稱PSA）檢查出現陽性反應時的處置。PSA高，常常會引起攝護腺有癌變（即前列腺癌）的焦慮。PSA的僞陽性率到底有多高，美國國家癌症機構（National Cancer Institute）於二〇一二年在網頁上發表，根據它們網羅到的資料，發現五十五至六十九歲的男性，每一百二十名做PSA檢查的有一百名是僞陽性，亦即不到百分之二十的人，PSA升高後切片檢查發現是攝護腺癌[7]。兩年後，美國醫學會雜誌（JAMA）提出報告，呼籲只有確實表達強烈意願者才給予做PSA檢查（Only men who express a definite preference for screening should have PSA testing.）[8]一般民眾如果沒有這個概念，震懾於攝護腺癌的可能性，就急於出手，很可能會像我認識的一位朋友，搞出烏龍事件，做了不必要的手術，花錢又造成尿失禁和陽痿的後遺症，更何況攝護腺癌是長的非常慢的一種癌症。前英代爾（Intel）總裁安迪葛洛夫先生（Andy Grove），在一次檢驗ＰＳＡ值高起來，懷疑罹患攝護腺癌時，就非常謹慎以對，包括等一段時間再重驗ＰＳＡ，確定它確實往上爬，再做進一步詳細的檢查，並就治療方式尋求多方意見，最後選擇把放射性同位素植入到攝護腺內的治療方式，亦即「高劑量近接療法」。這種方式有點像「精靈炸彈」，可以做定點式的攻擊，治療結束後，驗了一次ＰＳＡ，結果正常，這期間葛洛夫仍常東奔西跑，忙著開會。葛洛夫將求醫的經過及心路歷程，刊登在一九九六年五月份《Fortune》雜誌。非常經典又慎重其事的就醫文章，值得關心身體健康的人，好好讀一遍。當然，他自己寫的書『活著就是贏家』，更有精闢的論述，讀者一樣不能錯過[9]！

如果開刀已經是箭在弦上，不得不發的選項，再下一步就要問清楚，外科醫師打算用什麼方式進行，相關可能的併發症及後遺症是什麼？如果是骨科及神經外科，使用醫材的種類比較多，還不時推陳出新，這時候要弄清楚使用在自己身上的醫材是什麼，比起其他同類它的好處在哪裡？缺點在哪裡？如果是新上市的，還要問這位醫師有多少人使用過，就算沒有長期追蹤結果，短期使用狀況也應該弄清楚。

如果麻醉有選項，也一樣要弄清楚什麼方式麻醉對病人自己最好。麻醉對現代外科發展的重要性，無庸置疑。好的麻醉醫師，不僅和外科醫師的搭配良好，術中與術後發生問題的比率也相對比較少，這一點每一個外科醫師都心知肚明。但是礙於現況沒有指定麻醉醫師制度，多數外科醫師都選擇尊重麻醉部門主管的安排。至於手術完後的病理檢查報告，也一樣不能馬虎，尤其是癌症，一點點差別，對治療與預後就可能有非常大的影響。有些比較少見的惡性腫瘤，還可能須要諮詢國內或國外的專家。

外科是一座叢林，裡面藏的不只有五十個秘密，外科的運作，有一套法則，這套法則會與時俱進。一般人就醫，最需秉持一個類似購物的原則，貨比三家不吃虧，何況開刀是大事，甚至是性命交關的事。除非是緊急手術才有機會救命，否則比照葛洛夫先生那般謹愼，絕對有必要。只要是爲病人設想的好醫師，大多會鼓勵病人下決定前多問問。畢竟胸有成竹的外科醫師，一如眞金不怕火煉！

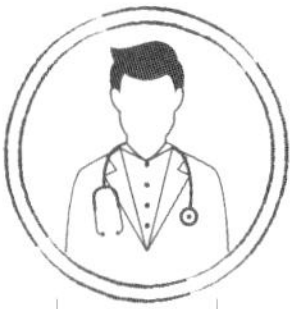

如何讓住院治療能順心如意，減少不必要的意外？

住院治療，是一般人萬不得已才願意面對的醫療過程，就連成天在醫院工作的醫護人員，也一樣害怕住院就醫。現代的醫療院所，越來越光鮮亮麗，很多醫院的門面外觀，可以和五星級的飯店比擬，以試圖降低一般人的恐懼。若相對於我們小時候看到的醫院，幽暗的病房，狹小的空間，及濃重的藥水兼病人身上發出的臭味，那種接近地獄一般的感覺，現代人的住院醫療，實在幸福多了。此外，相對於偪促、狹小的急診室，在人來人往有點混亂的環境中就醫，住院治療也舒適多了。但是，無論設備再怎麼現代化、人性化，醫院畢竟不是飯店，就醫過程和度假休閒，絕對是無法相提並論的兩碼子事。

現代「劉姥姥」在闖過門診或急診這兩道關卡，確定須要住院治療之後，當然就要等候通知才能辦住院手續。有的大醫院一床難求，在門診的病人固然要依序等候通知，在急診室的病人也一樣要等床，有時一等好幾天。每家醫院都有一套機制，分配各科的配床數，不能讓某些科獨大，或太偏心會替醫院賺錢的科。不過，像血液腫瘤科的病人，因爲現代能夠治療癌症的武器越來越多，病人存活的時間越來越長，疾病本身或治療帶來的併發症也層出不窮，進出急診室甚至一再住院的機會就越來越頻繁，這也造成急診壅塞，醫院一床難求的原因之一。

既然住院，如何能讓整個過程順心如意，減少不必要的意外？首先，爲確保安全，醫院多會請病人和其家屬主動、正確告知醫護人員自身的健康狀況、過去病史、藥物過敏史、旅遊史、目前是否罹患傳染性疾病等資訊。對於醫療人員告知的病情以及治療計畫，病人和其家屬也一定要弄清楚。除了外科手術，現在也有很多新的藥物或侵襲性的治療，可以用來治病，這些治療會產生怎麼樣的結果或副作用，治療成功的可能性，甚至於醫療團隊成員等問題，醫療人員應該多會主動說明，但是病人及家屬也有必要充分地瞭解。因爲沒有一種藥物只有作用而沒有副作用的，同理，任何侵襲性的治療固然可以用來治病，也可以帶來併發症及後遺症。

如果聽了解釋之後，覺得不妥，可以隨時要求撤銷同意、中斷治療，或者尋求第二醫療專家意見。決定簽署同意書之前，這些前置作業，都要一清二楚，不能勉強進行，否則一旦產生併發症或者後遺症，就會變成醫療糾紛的導火線。

目前絕大多數大型醫療院所也同時是教學醫院，負有培育優秀醫療人員之責，因此病人之照護團隊，將毫無例外地由主治醫師、住院醫師、醫學生、護理人員、護生與醫技人員和實習學生等組成，一般而言，病人應該配合相關之教學活動，但也有權拒絕實習人員在場，且不影響就醫之權益。此外，爲維護空氣品質與環境衛生，病人及家屬須配合醫院全面禁菸、禁吃檳榔並不得攜帶寵物進入醫院之規定。後兩者絕少在醫院出現，但是偷偷在樓梯間或甚至醫院比較隱密角落吸煙的人還是偶而會碰到。此外，爲避免院內感染，一般不希望病人穿著病人服進入醫院公共商場。

醫院提供個人物品保管場所，供病人及家屬放置個人財物，但不會承擔個人財物遺失或損壞的責任，所以會請病人或家屬自行妥善管理隨身財物。不幸的是，醫院是開放式的公共場所，而且台灣的醫院探病及陪病，幾乎都不設限，於是成了小偷和扒手的溫床，竊盜事件經常上演，防不勝防。其次，大醫院的空間大，死角也多，大人（特別是失智的老人）及小孩，都有可能走失，甚至於發生不幸的意外。

在醫院跌倒的事件，也比一般民眾想像的多。主要原因歸納如下：第一，醫院病人發生嘔吐或有其他穢物出現的機率大，經常要清潔拖地板，而且在無障礙空間的要求下，每家醫院的地板都很光滑，就算醫院立了警告標示，病人甚至於一般民眾滑倒的機會，仍然比任何其他公共場所大；第二，許多病人病多又複雜，服的藥相對比以前多很多，其中難免有影響神智、判斷或造成姿勢性低血壓症的副作用，若醫師沒有解釋清楚，或病人沒有聽進去，就容易因暈眩站不住而摔倒；第三，正常人躺久了，若猛站起來，多會有姿勢性低血壓症引起的暈眩，何況住院病人多須臥床治療，身體本來就不如平常時候，加上住院飲食比不上在家那般可口，營養難保理想，加重病人的虛弱。躺臥病床久了，若要站起來，一定先坐上幾分鐘，確定沒事再站立一、兩分鐘，再確定可以離床走路，才小心地邁開步伐。若發現有任何不對勁，絕對不要逞強。不要小看跌倒，皮肉之傷還是小事，有的一跌就造成骨折，甚至於顱骨破裂、顱內出血，不僅需延長住院治療，還面臨另一不可測的預後。

在台灣，區域級以上大醫院，絕對有很多狀況，足夠讓就醫的現代「劉姥姥」，比起闖入《紅樓夢》中的大觀園還要嘆爲觀止。很不幸地，「劉姥姥」可以在《紅樓夢》中的大觀園鬧一鬧笑話，也無傷大雅，但是現代人就醫，若稍不慎重其事，輕則招來併發症，重則有可能老命不保！

參考文獻

references

註① 《全民健康保險》雙月刊第一〇二期「合理就診，減少醫療浪費」：陳佳佳撰文，行政院衛生署中央健康保險局醫務管理組科長林寶鳳諮詢。

註② 《讀者文摘》中文版二〇一六年八月，第58～63頁「要如何和醫師談話」：Mary F. Hawkins撰，摘自Talk to your doc。

註③ 《第二意見——爲自己尋求更好的醫療》（*Second opinions : stories of intuition and choice in a changing world of medicine*）古柏曼（Gerome Groopman）醫師著，陳萱芳譯，天下文化，二〇〇二年出版。

註④ Kellermann AL,Martinez R. The ER, 50 years on. N Engl J Med.2011 Jun 16; 364（24）: 2278-9.

註⑤ Asplin BR,Knopp RK. A room with a view: on-call specialist panels and other health policy challenges in the emergency department. Ann Emerg Med. 2001 May; 37（5）: 500-3.

註⑥ 高雄長庚醫院急診醫學科龔嘉德主任提供，二〇一五年第八屆亞洲急診醫學年會8th Asian Conference for Emergency Medicine（ACEM）二位 keynote speakers Michael Bullard 以及 Judd Hollander 提到的 fill the gaps 概念。

註⑦ National Cancer Institute‥Prostate-Specific Antigen（PSA）Test, published on the web and last review on July 24, 2012.

註⑧ Hayes JH, Barry MJ. Screening for prostate cancer with the prostate-specific antigen test: a review of current evidence. JAMA.2014 Mar 19; 311（11）: 1143-9.

註⑨ 《活著就是贏家》（*Andy Grove: The Life and Times of an American*）葛洛夫口述，泰德羅著，莊安祺、羅耀宗譯，知識流出版股份有限公司，二〇〇七年初版，十八刷。

第七章

良藥苦口？
還是良藥虎口？

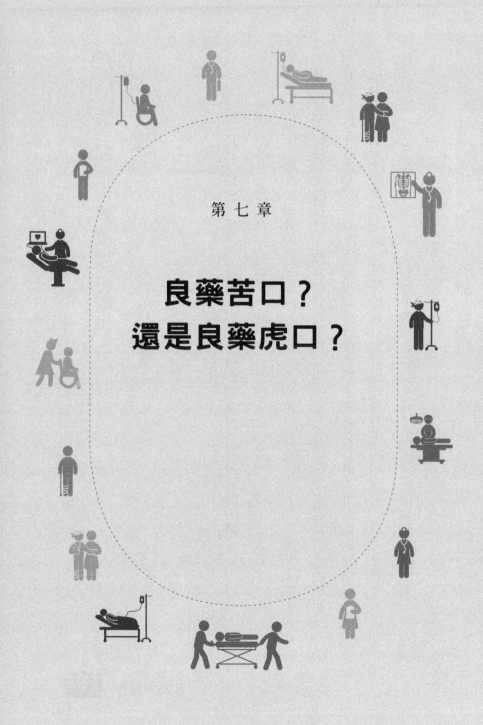

美麗新世界及虎口餘生

「良藥苦口利於病，忠言逆耳利於行」，是一句廣泛流傳於民間的格言，出自孔子門人所撰的《孔子家語》。忠言逆耳利於行，是個人行爲參考的準則，大體上，還不至於有乖戾、甚至於傷身的狀況出現。但是「良藥苦口利於病」，則不盡然正確，尤其在醫藥科技發達的現代，能夠治病的藥物百出，早已超越二千五百年前孔子所處的春秋時代。在當時的民眾，不要說對一般疾病的了解非常有限，可以使用的藥物，更是少得可憐。一般民眾生病，只要聽有一點醫理經驗的人開的處方，再苦也要吞下肚子裡頭。雖然藥理作用不明不白，大概利於病的機會，遠勝什麼都沒有，因爲至少還有「安慰劑」的效果（placebo effect）。何況當時的藥草多取自大自然，非純化精煉的藥品，毒性副作用還是相對地有限。

一九二八年英國科學家弗來明（Alexander Fleming）發現抗生素盤尼西林，不僅是人類歷史上第一次在實驗室，不是自然的狀態下，製造出可以對抗微生物的藥物，更是人類打破大自然，製造出可以產生嚴重過敏反應藥物的開山祖師！就像潘多拉的盒子（Pandora's box）被打開，帶給人類希望與福祉的同時，也帶給人類從來沒有想到的困惑，因爲明明對某些人某些情況有效的藥物，卻在另外一些人身上產生嚴重的副作用。

除了盤尼西林，可以數的出來，對整體人類生命的延長甚至於生活的品質有重大改善的藥物很多，除了止痛的嗎啡及其衍生物海洛因在十九世紀就被發現，其他幾乎都在二十世紀誕生，包括治療糖尿病的胰島素，對抗天花的疫苗，催生現代外科發展的第一個全身麻醉藥乙醚，治療疼痛的阿斯匹靈，控制生育的避孕丸，讓人可以靜下來的鎮定劑，治療心臟衰竭的毛地黃及利尿劑等等。這些近乎神奇的藥物問世，因爲好處遠超過產生的副作用，不僅翻轉許多過去無法治療的疾病，讓很多病人絕處逢生，也帶給現代人可以做過去做不到的事，更帶給藥廠豐厚的利潤，讓它們有錢、有機會去探索新的治病良方。尤其第二次世界大戰後，醫藥科技隨著其他工業蓬勃發展，大家爭相努力，創造出足以呼應英國作家赫胥黎（Aldous Huxley）一九三二年筆下的《美麗新世界》（*Brave New World!*）

新世界是否美麗，端看世人是受益還是受害。一九五七年，由德國一家藥廠推出的沙利竇邁（Thalidomide），是在那種時代背景下，對潘多拉的盒子會跑出來的東西，還捉摸不清時，一個代表性的例子。這例子適足以反應大膽推出新藥的背後，恐怕要付出恐怖的代價！沙利竇邁一九五七年推出時，被認爲是最安全的鎮定劑，且可以有效緩和孕婦害喜，但不出幾年，醫界發現孕婦懷孕初期服用沙利竇邁，會產下四肢短小，被稱爲「海豹兒」（phocomelia，希臘文 phoco 是海豹；melos 是肢體）的畸形兒，該藥因而在一九六一年全面回收，然而爲時已晚，短短四年，已經在全球四十六個國家造成一萬多名的畸形兒，其中百分之五十很快死掉，因爲除了短肢畸形，有的受害者出現唇顎裂，心臟、腎臟、脊髓等異常問題，聽力、視力甚至於腦部也受損[1]。

推出沙利竇邁的藥廠，固然要面對這個不幸及巨額求償，沙利竇邁也因此被打入冷宮很多年。其實沙利竇邁有很好的抗發炎、免疫調節及抑制血管增生的作用，當年阻擋它進入美國，讓美國孕婦及兒童免於受害的食品及藥物管理局（ＦＤＡ），於一九九八年核准它用於治療痲瘋病人的痲瘋結節性紅斑（Erythema Nodosum Leprosum），其實沙利竇邁在目前被用來治療許多疾病，包括人類後天免疫不全症候群（ＨＩＶ）感染所造成的一些併發症，如口腔潰爛、腹瀉等。當然沙利竇邁的免疫調節及抑制血管增生的作用，也賦予它抗癌作用。

如果當年藥廠在充分了解沙利竇邁的藥理作用，並有充足的動物實驗及臨床試驗證據後才推出這個藥，就可能不會背負這污名，也不會讓這還有許多醫療用處的藥，經過冗長歲月才終告可以鹹魚翻身。

當然，沙利竇邁是典型的例子，證明良藥可以苦口，也可以變成虎口！而虎口餘生下的「海豹兒」，經歷將近一甲子的歲月，已經是不堪回首的蒼悴老人！

擁抱青春仍是夢

一般女性月經來潮的平均年齡大約爲十二歲，平均停經年齡約爲四十二至五十歲，在超過三十年和暱稱「小紅」、「大姨媽」、「姨媽」或「好朋友」相處的歲月，除了造成生活上一些不方便，在荷爾蒙週期性的保護之下，女性的角色和魅力，得以盡情綻放、發揮。直到第二次世界大戰前，包括女性在內，台灣人的平均壽命才三十幾歲，還不到停經年齡，對絕大多數女性，更年期的問題根本不是問題。

戰後醫藥科技蓬勃發展，將人類壽命推上過去難以想像的高峰。先進國家女性的平均壽命，都超過八十歲，也等於享受另一段超過三十年，沒有月經的歲月。這本來應該是好事，沒有月經帶來的不方便，回復女男平等的生活條件。但是從停經前有相當長的一段時間，卵巢功能就開始走下坡，月經有時過期不來或經期混亂。身體開始感覺不對勁，老化症狀開始明顯，伴隨老花眼、白頭髮及皮膚開始產生皺紋。一旦到了停經，熱潮紅，心悸，盜汗等血管收縮性症狀（vasomotor symptoms）。乳房下垂，陰道乾燥影響性生活，繼而失眠及情緒低落，骨質疏鬆，體型變樣，代謝不正常也悄悄地上場。讓戰後富裕而想長保青春的生活，也因此蒙上陰影。

不想被自然規律框住的人類，無論那一個種族，自古以來，都有一套不科學的做法，盼望達到青春永駐。像英國人曾經風行一陣子，把馬尿提煉成粉末，給上了年紀的婦女服用，據說有強化性慾、長保青春和預防老年疾病的神效。當然，這和風行日本與台灣一段時間的尿療法，如出一轍，事後證明是無稽之談。長期使用，還會傷身。

一九六六年，有位婦產科醫師 Robert Wilson，寫了一本暢銷書《永遠的女人》

（*Feminine Forever*），適時打中上了年紀的女人心坎，自然地風靡一時，造成洛陽紙貴。作者在該書聲稱女人不應該受到停經及老化的摧殘，讓性慾盡失，像化學去勢一般，還帶來新陳代謝的危機。同時我們要感謝製藥業的幫忙，可以生產每個人都買得起的藥，預防老化、長保青春！也許是作者有先見之明，或者和當時生產雌激素 **premarin** 的廠商 Ayerst（現改名 Wyeth）裡應外合，開啓了專爲更年期婦女使用的荷爾蒙補充（替代）療法（hormone replacement therapy，簡稱ＨＲＴ）的新紀元！

荷爾蒙補充療法從七零年代起到九零年代止，整整風靡將近三十年，藥廠、媒體和醫界推波助瀾之下，把它神化成不老仙丹，還有預防心臟病、憂鬱症、失禁，甚至阿茲海默症的神效。直到一九九八年，一篇文章發現荷爾蒙補充療法不但不能保護心臟，反而促進心臟病的發生。眞正讓大眾覺醒的是 Women's Health Initiative 組織所做的研究結果，發表在二〇〇二年七月十七日那一期的美國醫學會雜誌（JAMA）上的文章。該組織針對全美四十個參與的醫療院所，一萬六千六百零八名五十至七十九歲停經且仍有子宮的婦女，隨機分成兩組，一組給雌激素加黃體素，另一組給安慰劑，經過平均五・二年的追蹤，發現雌激素加黃體素不僅加重心臟病的發生，也導致更多的中風、肺栓塞及侵襲性乳癌，好處是減少大腸癌及髖關節骨折。結論是不鼓勵使用荷爾蒙補充療法，尤其對心臟病發作可能性高的病人。此當頭棒喝的結果一發表，不僅民眾嚇傻，藥廠業績更是連連腰斬[2、3、4]！

但是，擁抱青春的美夢竟是如此遙不可期嗎？荷爾蒙補充療法難道從此打入冷宮嗎？其實，打死不退的人仍然很多，醫界也不認同這樣就歇手，經過更多的研究，國際停經協會在二〇一二年十一月經過圓桌會議取得共識，發表聲明在二〇一三年《更年期》雜誌（Climacteric）上，可以當作荷爾蒙補充療法的餘暉，只要遵守幾個原則，仍可讓更年期婦女，從中得到好處。這幾個原則包括：

（一）年齡層的限制，四十五至五十歲之間可以建議使用，五十至五十五歲視其症狀之嚴重程度而定，五十五歲以後較不建議使用。

（二）六十歲以上或已停經超過十年以上若連續使用荷爾蒙補充療法五年以上，會增加乳癌、心臟血管疾病和腦中風的危險。

（三）局部低劑量雌激素（陰道、皮膚貼片或塗抹藥膏）對於陰道乾燥或性行為有不適症狀時，是優先選擇。

（四）全身性雌激素適用於已經切除子宮者，若有子宮則需加入黃體素。

（五）使用之劑量與時間須個人化，且不宜用於乳癌存活患者[5]。

用藥物挽回青春，就目前的醫藥科技而言，仍然是夢想，還不如放下身段，好好體驗老天賦予我們每一個年齡層應該有的樣貌！

虎！虎！虎！

虎！虎！虎！（Tora！Tora！Tora！）是一九四一年日本偷襲珍珠港的代號，據說是從日文 totsugeki raigeki（閃電突擊，lightning attack）濃縮而來。這個偷襲行動，讓美國海空軍損失慘重，也將美國捲入第二次世界大戰。

姑且不論這三隻老虎並排的軍事意義，單就三隻老虎張牙舞爪就夠嚇人。在野外實際上不太可能同時碰到三隻老虎，因爲老虎是少數性喜單獨行動的動物。但是，如果一種藥的危險性像把一個人推向一隻老虎的虎口，那麼同時開立三種具有危險性的藥給同一個人，豈不是像把這個人推向三隻老虎的虎口？

這樣的說法似乎有點危言聳聽，如果我們好好審視國內六十五歲以上，又患有多重器官疾病的人的用藥，大概就不會覺得太過分了。以衛生福利部統計處李品青公告的數字，在民國一百年門診平均每張處方箋藥品品項數達三・五項，各位要注意，這數字是全國不分老少所有看門診的人的平均值。如果只限六十五歲以上，又患有多重器官疾病的人的用藥品項，數目一定更驚人。這會帶來什麼樣的後果？

有人統計用藥頻率一天大於四次，會乖乖照時間服藥的只有一半[6]，而藥師公會全聯會二〇一四年的調查，更發現吃藥超過十種的患者，忘記吃藥或不按時吃藥比率高達九成。藥師公會全聯會理事長李蜀平，也在二〇一四年十二月五日《蘋果日報》發佈的新聞中表示，美國每年因用藥不當奪走二十二萬條人命，台灣每名患者的平均用藥量是美國的七點七倍，風險更高。

於二〇一二及二〇一三年分別發表在國際知名雜誌，由台北榮民總醫院及中山醫學大學同仁執筆的兩篇文章[7、8]，不約而同地提到高齡病人（前者六十五歲，後者平均七十五歲），潛在不當用藥（potentially inappropriate medication）的比率都超過三成，分別是三六・二％及三九％，造成病人跌倒、便秘等等併發症。當然，藥開得越多，潛在不當用藥比率自然就越高，藥物不良反應，藥物間交互作用的比率也跟著高漲。症狀從頭痛、嗜睡、暈眩、鎮日昏昏沉沉，到一站起來就要昏倒的姿勢性低血壓，不一而足[9]。

更令人驚訝的報告是一篇從健保資料庫擷取的統計資料，顯示六十五歲，特別是女性，若服用五種以上的藥，跌倒造成髖關節骨折的機率顯著地大幅增加，若服用十種以上的藥，則跌倒造成髖關節骨折的機率爲只服用一種以下藥的八倍。若超過八十五歲，還服用十種以上的藥，則髖關節骨折的機率是六十五至七十四歲，只服用一種以下藥的二十三倍[10]！大家都很清楚，老年人髖關節骨折手術風險大，臥床久了會引起另外的問題，拖久了還足以致命。

這些林林總總的報告，都指向一個問題，藥用得越多，潛在不當用藥、藥物不良反應以及藥物間交互作用的比率就越高，病人受害的機會，就算不能和送到虎口相比，也差不了多少。爲了安全起見，一定要定時和醫師檢視用藥的量和品項是否可以調整或減少？大醫院的醫師大多很忙，尤其一般大眾追逐的名醫，一診動輒上百人，沒有很多時間分配給每一位病人。既然病人是自己身體的主人，若不主動把自己的身體狀況在最短的時間內講清楚，並探詢減少用藥的量和品項，醫師很可能就以病情穩定，照例繼續。病人若說出一些症狀，可能和用的藥相關，比較警覺的醫師，會減少劑量或換藥。不幸的是，也有很多醫師是「對症下藥」，意思是病人有什麼症狀，就開什麼藥，沒有進一步思考這症狀是以前開的藥引起。此外，沒有定時服用或拿了根本就未用的藥，一定要讓醫師知道，不要怕講出去被醫生罵，否則任何身體變化會被解讀藥量不足，或品項不夠而加重下去，造成惡性循環，受害的還是病人自己。一般人就醫一定要知道，加法比減法容易，也就是說，醫師常常不知不覺地幫病人加上一種藥，卻基於穩當的理由，遲遲不減藥，尤其病人同時看很多科時，少有醫師願冒險把一種其實是贅餘的藥拿掉。

很多大醫院都有用藥諮詢服務，任何用藥問題、任何時間，都可以提問。多重用藥就像一座虎山，患有多重器官疾病的老年人，不得不向虎山行，一定要多方請教，能早日調整劑量，減少藥量和品項，則儘早調整或減少，方有機會全身而退。

小白鼠與精準醫學

史帝芬強生症候群（Stevens-Johnson syndrome，簡稱ＳＪＳ）是筆者實習醫生年代所碰到過最嚴重、也最恐怖的皮膚病。患者通常是服了某些藥後，從輕微的發燒、喉嚨痛、結膜發紅、皮膚搔癢開始，接著嘴巴或其他黏膜如眼睛、生殖泌尿道破皮，隨後開始出現明顯刺痛、灼熱的皮膚疹，接著短短幾天內演變成全身大面積的紅斑、起水泡，嚴重時整片皮膚如燙傷般脫落。到這個階段，病人極容易出現電解質不平衡、體溫失調、細菌感染引起的敗血症等，死亡率可以高達三〇％[11]。

現在知道抗癲癇及治三叉神經痛藥 carbamazepine（Tegretol）及降尿酸藥

allopurinol 是最常引起史帝芬強生症候群的藥物，某些抗生素或消炎止痛藥也會。台灣中研院研究團隊和長庚醫院皮膚科鐘文宏醫師發現使用carbamazepine患者引起史帝芬強生症候群（SJS）／毒性表皮溶解症（TEN）的比例高達二五％～三三％。四十四位服用 carbamazepine 而發生SJS的患者，全部都帶有 HLA-B*1502 基因型表現，一百零一位服用過 carbamazepine 而未發生SJS的，只有三人帶有 HLA-B*1502 基因，可見此基因變異和史帝芬強生症候群的關係異常密切。而帶有另一 HLA-B*5801 基因型者則會對allopurinol產生反應，只是專一性不像前一項那麼高[12]。因爲這兩件非常突出的研究，打算服用這兩種藥的患者，可以事前做基因篩檢，避免成爲藥物虎口下的犧牲者。

一般人會服用或使用的藥物，至少成千上萬種，能夠事前從基因篩檢，知道自己適不適合服用或使用該藥物的，少之又少。事實上，一直到現在，雖然大部分上市的藥，仿單上都有作用、副作用及禁忌的提示，絕少有像 carbamazepine 那樣加註「台灣病患使用 carbamazepine 引發史帝文生強生症候群毒性表皮溶解症之嚴重藥物不良反應與具 HLA- B*1502 基因型在統計上有高度的相關」的字眼。所以，在一般情況下，每個人服用或使用某一藥物，只能根據藥廠針對一般人，甚至於以西方國家爲主的人，做出來的結果，再憑醫師的個人藥理學知識及經驗，綜合起來，調配給這個人用。

單一種藥物是如此，兩種、三種或更多種藥物一起服用或使用，也是如此，大家靜下來一想就很清楚，醫師每天開藥方，事實上常常在嘗試中小心地進行。就某種程度而言，這種模式，和實驗室中給小白鼠的用藥很像！只是這種調劑或處方的調整，一般影響輕微，大部分人不會感受到，或者即使感受到，也很少立即反應。如果是明眼人，就必須另當別論了！在本書第二章第三節，我提到恩師邱智仁教授術後的用藥經驗，就是活生生的例子。他事後感嘆，要不是他是醫師，會自己找資料，及早發現問題所在，他很可能度不過術後用藥產生的問題！

醫療在持續演進，不僅藥物不斷地推陳出新，外科、骨科或其他專科使用的醫材，也隨時有新品問世。就如前面一章所言，病人有須要弄清楚使用在自己身上的醫材是什麼，比起其他同類它的好處在哪裡？缺點在哪裡？如果是新上市的，還要問這位醫師有多少人使用過，否則成爲新的醫材的實驗對象。結果好時，大家沒話說。一旦出現狀況，難免有醫療爭議甚至糾紛發生。

難道沒有辦法解決這個困擾嗎？有，至少在用藥方面，基因篩檢所揭露的體質差異，有一部分會在精準醫學（precision medicine）實現。精準醫學（Precision medicine）是一種依各人體質不同而有不同診斷與治療選擇之客製化醫療模式。精準與醫學兩個最常見字眼湊在一起，很容易被濫用。二〇一五年元月二十日美國歐巴馬總統眾議院國情咨文報告，提出精準醫學倡議 Precision Medicine Initiative，才開始清楚定義精準醫學，套用歐巴馬總統顧問 Jo Handelsman 博士的說法：「精準醫學係將人體基因，病人所處環境及其個人習性納入考量的嶄新做法。」

歐巴馬總統在眾議院國情咨文報告中強調「醫生們都很清楚每一個病人都是獨特的，也試著量身訂做病人的治療。你們可以依病人不同的血型輸血，這也是非常重要的發現！爲什麼不能依據癌症病人的遺傳密碼，很輕易地將療法標準化而治癒癌症？爲什麼不能將正確用藥劑量弄得像量體溫一樣容易？」這幾句話道盡他對精準醫學的期望。

在醫界，我們一直強調以病人爲中心的醫療，但是無論是診斷或治療的方式，大多根據多數病人的數據，提供診治的依據，也就是以平均的表現，來衡量診斷的正確性或治療成效，個體差異常常被抹煞。精準醫學的創立，希望透過研究、技術及政策，讓病人與醫學研究人員，可以一起開發量身訂做的治療。

爲什麼現在是推動精準醫學的好時機？美國國家衛生研究院（ＮＩＨ）提出的看法是：因爲人類基因體的定序技術成熟，價格也低，生物醫學資料的分析技術也臻完善，而大數據的分析工具也普及。ＮＩＨ進一步提到它們的短程目標是強化精準醫學在癌症的應用，主打標靶藥物在成人及兒童之臨床試驗，應用複合藥物（combination therapies）治癌，以及找出抗藥的成因。中長期則羅致一百萬以上人的遺傳資料、生物樣本及飲食、生活習性資訊，透過電子病歷儲存及分析，能夠讓藥物基因體學（pharmacogenomics）往前邁進一大步，使每一個病人都能以最適合的劑量接受最適合他治病的藥物，也能發現新的標靶藥物治療或預防疾病，同時利用行動裝置找出促進個人健康的行爲模式，並將成果擴展應用到各種疾病上[13、14]。

當然，除了癌症，目前在美國及歐洲，積極發展精準醫學的，還包括糖尿病、過敏及呼吸道疾病等的醫療從業人員。精準醫學基本三要素，包括基因、環境及個人生活習性，另外，還要強調醫療經濟。執行精準醫學預期達成目標，包括：一、個人化的醫療；二、減低環境傷害身體及誘發疾病；三、增加病人參與度及滿意度；四、事前掌握治療成功比率；五、減少醫療浪費；六、提供預防性免疫及其他療法。

精準醫學，目標雖然明確，名字也夠響亮，但畢竟不是萬能醫學，無法面面俱到，這其中包括大數據的擁有與分享，個人隱私權的保護，醫療不對等，以及法律層面的問題，目前仍然千頭萬緒。病人在未來就醫的過程中，仍難免遇到醫生試一試某一種新藥、調整劑量、加減藥或使用新醫材的風險。要是病人眞有完全脫離像小白鼠一般，從嘗試中取得完全正確用藥的那一天，醫師大概都要成爲神仙了！

參考文獻

references

註① Neil Vargesson. Review Thalidomide-Induced Teratogenesis：History and Mechanisms. Birth Defects Research（Part C）2015; 105: 140-156.

註② Hulley S, Grady D, et al. Randomized trial of estrogen plus progestin for secondary prevention of coronary heart disease in postmenopausal women. Heart and Estrogen/progestin Replacement Study（HERS）Research Group. JAMA. 1998; 280（7）: 605-13.

註③ Rossouw JE,Anderson GL, et al. Risks and benefits of estrogen plus progestin in healthy postmenopausal women：principal results From the Women's Health Initiative randomized controlled trial. JAMA.2002 Jul 17; 288（3）: 321-33.

註④ Jerry Avorn. Powerful Medicines：The Benefits, Risks, and Costs of Prescription Drugs. Vintage Books,

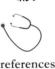

1st edition, 2005.

註⑤ 「更年期的賀爾蒙補充療法」，婦產科毛劍奇醫師二〇一三年七月二十二日發表。

註⑥ Wang TL,Wu LC,et al. A model to personalize scheduling of complex prescriptions. Comput Methods Programs Biomed.2011 Dec; 104（3）: 514-9.

註⑦ Liu CL,Peng LN, et al. Potentially inappropriate prescribing（IP）for elderly medical inpatients in Taiwan：a hospital-based study. Arch Gerontol Geriatr.2012 Jul-Aug; 55（1）: 148-51.

註⑧ Weng MC,Tsai CF,et al. The impact of number of drugs prescribed on the risk of potentially inappropriate medication among outpatient older adults with chronic diseases. QJM. 2013 Nov; 106（11）: 1009-15.

註⑨ Borchelt M. Potential side-effects and interactions in multiple medication in elderly patients：methodology and results of the Berlin Study of Aging. Z Gerontol Geriatr. 1995 Nov-Dec; 28（6）: 420-8.

註⑩ Lai, SW, Liao, KF, et al. Polypharmacy Correlates With Increased Risk for Hip Fracture in the Elderly: A Population-Based Study. Medicine. 2010 Sept: 89: 295-9.

註⑪ 史蒂芬強生症候群（Stevens-Johnson syndrome, SJS），台大醫院皮膚部朱家瑜醫師二〇一一年二月二十一日發表。

註⑫ 「抗癲癇及痛風藥物過敏基因介紹」長庚醫院皮膚科鐘文宏醫師二〇〇八年二月五日撰文，現仍發表於衛生福利部國民健康署遺傳疾病諮詢服務窗口。

註⑬ Collins FS,Varmus H. A new initiative on precision medicine. N Engl J Med. 2015 Feb 26; 372（9）: 793-5.

註⑭ Mirnezami R,Nicholson J,Darzi A. Preparing for precision medicine. N Engl J Med. 2012 Feb 9; 366（6）: 489-91.

第八章

醫療不一定有常規，也常常沒有標準答案

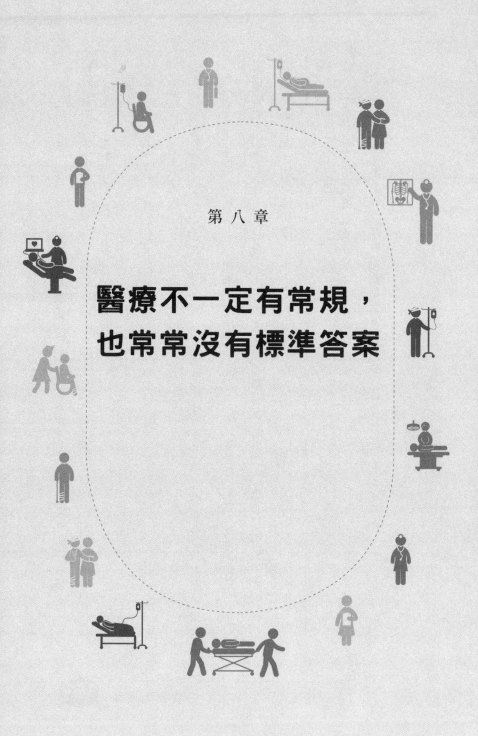

煩惱不過是那層皮而已

莎士比亞有一句名言：「美不過是那層皮而已！」（Beauty is but skin deep!）只是這層皮，如果蓋在美女的臉上，可以美到傾國傾城；如果在化妝品公司眼中，可以創造無限商機。如果這層皮，是小男生小鳥上的包皮，則是許多父母煩惱的根源！

「我的孩子有沒有包皮？要不要每天翻開來清洗？」

「包皮有需要割嗎？早一點割是不是比較好？」

簡單兩個問題，道盡家有小男生的父母，共同的困擾，也道盡身爲小兒外科醫師的筆者，執業超過三十五年，仍無法化解的困惑！我的困惑來自於這麼簡單的問題，不僅小兒外科醫師之間沒有共識，小兒科醫師、泌尿科醫師也一樣，沒辦法提出一致的看法。

先說包皮，它指的是小男生陰莖前面覆蓋龜頭的那一部分表皮，不是整隻小鳥上的皮。所有正常的男童，從出生那一刻開始，包皮會包住龜頭，就像花瓣包住花蕾。正常男童的包皮，出生時候緊緊包住龜頭，不容易翻開，這種狀態稱之包莖。包莖不一定是病態，但是很多醫師認爲它會藏汙納垢，看診時就會親手將它掰開，或要求父母在小朋友洗澡時，往後推開，或者開藥膏塗在包皮上，助它早日打開。用手將包皮掰開或推開，其實是相當疼痛的行爲，在我的門診，只要父母帶小朋友來看包皮問題，如果小朋友極端抗拒脫褲子檢查，八九不離十，在家或者在其他醫療院所，曾經被人用手將包皮掰開或推開，讓這位小朋友餘悸猶存！

其實，男孩子的包皮就像花瓣，時候到了，就會打開綻放，只是綻放的時間因人而異。包皮就像一般皮膚，有皮脂腺會分泌白色皮脂，黏稠像膿一樣，有時從包皮口排出，常會讓一般人甚至於沒什麼經驗的醫師，誤以爲是化膿感染，當然，這和偶然發生的陰莖包皮炎的膿液，不容易分別，這也是有的醫師主張包皮要每天翻開來清洗的理由。至於包皮過長，則比較難定義，因爲過長不過長，端看包皮超出龜頭是不是過多，形成累贅，讓小朋友小便完了，還會有尿液殘留。包皮過長又包莖，是否相對地比較容易藏汙納垢，甚至於尿道感染，這一方面，爭議比較少，因爲有研究數據支持。但是，是不是翻開來清洗或割了包皮就會沒事？這方面的爭議就比較多。

單就翻開包皮來清洗這一點，除了造成小朋友的疼痛，還沒有足夠證據認定它可以減少尿道感染。尿道就像人的下水道，有水沖刷就不會積蓄汙垢，其中最可能危害小朋友健康的，是來自於大便的大腸桿菌。由於現代嬰幼兒在學會控制大小便前，沒有不包尿布的，尿屎都排在同一尿布上，越幼小的嬰兒，大便及小便口越靠近，大便裡數不清的細菌就有機會長驅直入小便口。若小朋友水分攝取不足，小便太少，沖不乾淨下水道，進入包皮裡面的細菌，自然地有機會快速繁殖，造成尿道炎或包皮炎。所以，筆者認爲罪魁禍首，第一名應該是讓尿屎有機會同流合污的尿布。現代人的家庭，幾乎不可能叫嬰幼兒不包尿布，只能退而求其次，勤換尿布，並要小朋友多喝水，多小便，尿道或包皮發炎機會，自然地降低。翻不翻開來洗包皮，反而不是重點，何況除了翻開造成的疼痛及包皮撕裂傷，自來水的生菌數，遠超過幾乎無菌的尿，利弊相權，家長應該懂得取捨了。

基於上述相同的理由，主張在出生或者孩童階段就割包皮的，大有人在。甚至美國小兒科醫學會，也每隔一段時間，就從學會立場發表談話。在二〇〇七年，該學會認爲割包皮的好處勝過風險，可以減少尿道炎、陰莖癌及經過生殖器傳染的性病如愛滋病，所以鼓勵有意願的父母不妨考慮讓孩子割包皮。但是，在二〇一五年十一月二十一日發布的第六版訊息，除了一樣地指出割包皮的好處勝過風險，該學會特別聲明，沒有足夠的科學證據勸導父母讓小孩接受例行性包皮環切術（existing scientific evidence is not sufficient to recommend routine circumcision）.聲明中特別強調父母做決定前，要多和醫師討論，還特別提到宗教、文化、倫理等因素，也要一併納入考量[1、2]。

這看似簡單的割包皮小問題，其實一點也不簡單。很多父母誤解割包皮是小手術，輕輕鬆鬆三兩下就可以解決，極少人會想到這手術也會有一籮筐的併發症。疼痛的症狀，父母更常掉以輕心，尤其一歲以上到學齡前的兒童，手術完後的疼痛難挨，常讓父母吃驚到驚慌失措。

儘管如此，父母得到的訊息，仍然片面蓋過全面，十個醫師可能提供五個不同的意見。有的家長，不曉得從那裡得到的消息，以爲孩子小一點割包皮比較不痛，甚至於相信小孩子割包皮，小鳥會長得比較大，比較會生孩子。我常拿祖父那一輩的人解嘲，向求診的父母解釋，他們那一代的人沒有人割包皮，孩子卻生得比我們這一代的人多。

當然，除非常清洗，包皮確實有機會藏汙納垢，尤其已經成大鳥的大朋友或成人，皮脂腺分泌旺盛，味道難聞，這也是美國小兒科醫學會，認爲割包皮除了可以減少小朋友的尿道炎，也可以減少成人陰莖癌及經過生殖器傳染的性病如愛滋病。我個人比較傾向勸導大朋友或成人割包皮，而不在少不更事的年齡，不過這依然是見仁見智的看法。

男孩子的包皮既然像花瓣，時候到了，就會打開綻放，如果造物主能更進一步施恩惠，讓打開綻放的包皮像花瓣般自然脫落，那將是至高無上的美德，讓千古流傳的困擾，一夕之間解決。只可惜在可見的未來，這仍然會是癡人說夢，人類的煩惱，醫師之間的不搭調，仍舊是爲了那層皮[3]！

鹹死人？

「鹽」多必失，鹽吃多了，會引起高血壓、中風！這不是危言聳聽，是國健署官員及台大醫院營養部專家發出的呼籲。國健署前身國健局「民國一〇一年健康危害行爲監測調查」結果顯示每十二名年齡介於二十至三十九歲的年輕人，就有一人患有高血壓，其中每四名高血壓患者，就有三人不知道自己血壓過高。有六二・五％的民眾在購買包裝食品時，從不會注意標示的鈉含量，尤其年輕人嗜好吃的前三大食品鹹酥雞、滷味及洋芋片，乃至於速食店的濃湯，鈉含量超高，纖維質含量超少，好吃又懶得動，不但中風風險攀高，大腸癌惹上年輕人的比率也陡升[4、5]！

包括世界衛生組織，國健署以及國內外的專家學者，都一致地建議成人每天鈉攝取量不宜超過二千四百毫克，換算成鹽巴就是不宜超過六公克。一般人喝湯用的湯匙，如果裝三分之一湯匙的鹽，就大概等於六公克鹽。所有的報導，都講太鹹的壞處，吃東西口味越淡越好。多吃鹽的危害，顯而易見，剛好印證國人一碰到太鹹的食物，出口就是鹹死人；相反地，鹽巴放得太少，頂多唸一下：「淡而無味」。

眞的是只有鹹死人，淡不死人嗎？因爲小時候家裡務農，常常粗菜淡飯，配醬瓜及當季的蔬菜，久久有一道魚肉或者煎菜脯的蛋，已經是無上的佳餚。當時的菜很貴，多是爲了配飯而存在，偶而只拌黑砂糖或醬油。多吃一碗飯，就多十分力氣，所以菜多很鹹。以現代眼光看，口味就比較重，大家也習以爲常。

曾幾何時，做菜最需要放的鹽巴，成爲有礙健康的首惡，只要鹹一點，幾乎是人人喊打，淡而無味成主流，有時弄到食不知味或食難下嚥的程度。我以爲自己固守老舊的口味，跟不上時代的腳步。直到有一天，我的岳父身體虛弱發燒住院，驗尿、驗血發現尿道感染之外，更意外發現他有嚴重的低鈉血症（hyponatremia），進一步探討他最近一次出門摔倒，也是身體軟弱無力造成。原來他從媒體如雷貫耳的報導，知道鹽吃多的壞處，早就奉行低鹽飲食，東西煮到淡而無味，不但岳父胃口不好，吃不下東西，吃進去的鈉離子更入不敷出，造成嚴重的低鈉血症。其實我岳父身體一直都不錯，除了老邁，沒有其他老人家常患的三高疾病，也不用吃這方面的藥例如利尿劑，所以他的低鈉血症，完全是飲食不均衡造成，也就是低鹽飲食的受害者。

我內人是新陳代謝科醫師，一看矛頭不對，請弟媳婦煮東西要多放一點鹽巴，自此以後，我岳父胃口不僅好轉，低鈉血症也從此不再發生。其實，低鈉血症有非常複雜的病理機轉，舉一個例子說明。我的一位老朋友，患有多年的糖尿病，一向注重養生，用藥及作息恪守規律，但是兩次在夏天因低鈉血症引起身體軟弱無力、頭痛及肌肉酸痛到急診室就醫，追究起來竟是抗利尿激素不適當分泌症候群（syndrome of inappropriate antidiuretic hormone secretion，簡稱SIADH）惹的禍，已經不是單純鹽巴吃得多或少的問題，這樣的問題已經超越本章要表達的範疇，需要專家診治，就不再贅述。

二〇一四年五月，我到德國西北部的科隆市（Cologne）開會，幾天下來，一行十幾人，對會議的安排和德國人井然有序的作風，贊嘆有加，唯獨對德國人的飲食，幾乎異口同聲地說：鹹死人！尤其曾經心臟病發作的同仁，更是求一淡薄飲食而不可得，只好用開水稀釋。其實這樣的重口味，對我這一代的人，彷彿一見如故！既然大家都叫鹹死人，我回來台灣後查一下德國人得高血壓中風的比率是不是特別高，醫學雜誌的調查報告，德國人還排在比較低的名單[6]。研究顯示像中風這樣的疾病，都可以舉出包括高血壓、吸煙、糖尿病、肥胖、飲食不均、四體不勤、嗜酒、心房顫動、血脂不正常及憂鬱症等十項風險因子，鈉到底算老幾，其實很難說[7]。

我們處在一個極端的社會，一方面年輕人嗜吃鈉含量超高的鹹酥雞、滷味及洋芋片，乃至於速食店的濃湯，造成年輕族群高血壓、中風的比率攀升，但是，這又和他們生活習性如嗜吃高碳水化合物，又缺乏運動密不可分。這群人自然是三高（高血糖、高血脂、高血壓）一族，中風及其他心血管疾病的風險增高，也就不足爲奇了。另一方面，注重養生的高齡耆老，斤斤計較鹽巴吃多少，已經到了近乎苛求的地步，飲食不僅淡而無味，也淡出病來。

從中風和心血管疾病的觀點看，鹽巴的確不能吃太多[8]，但是少到什麼程度才恰恰好，實在費思量。專家只說每天吃的鹽巴不宜超過六公克，在這數字的上下可以容許多少的波動，看來必須因人而異，也依舊是沒有標準答案的醫療問題。畢竟中庸之道，是最保險的做法，連最近的醫學報告，也證實正常飲食，包括正常的鹽巴攝取量，才是長壽之道，過與不足都不足取[9]。

醫療不一定有常規

蘇東坡有句傳誦千古的名詩：「水光瀲灩晴方好，山色空濛雨亦奇；欲把西湖比西子，淡妝濃抹總相宜。」後面這句淡妝濃抹總相宜，幾乎適用在很多行業與場合，包括醫師和廚師。廚師這一行做菜，任何配料都要拿捏得剛剛好，否則太鹹、太甜、太淡、太油膩，都有人嫌。菜不對胃口，廚師壞了名聲，客戶頂多不吃，大多不礙事。但是醫師用藥或選擇處置、甚至於手術的方式，無論劑量、劑型或方法，稍微不對病人的體質，或者當時的身體狀況，輕則無效，重則產生併發症甚至要命！

在本書的第二章第三節，提到我在加拿大 McGill 大學進修時候的恩師——心胸血管外科邱智仁教授，自己因心臟冠狀動脈狹窄，接受心臟血管繞道手術，術後用藥出了一連串狀況的例子，相信讀者不會陌生。

兩年前的清明節，我照例回新竹掃墓，這也是家族成員幾乎都會到場的日子。當天唯獨三叔缺席，據三嬸轉述，因爲嚴重暈眩，不敢出門。當天掃墓完就立刻到他家探視，明白他最近因攝護腺肥大致排尿不順，醫師開了一種藥，導致嚴重的姿勢性低血壓症，一站起來就天旋地轉。其實這藥對他的排尿幫助有限，不吃也不會有立即的大礙，就叫他暫停服這藥，之後再跟他的主治醫師說明、調整。當然，第二年的清明節，他就不缺席了。

三叔應該是幸運的例子，能清楚自己的狀況，沒有在藥物副作用嚴重的情況下出門，否則發生跌倒等意外事件的機率非常大，後果不堪設想。在本書第七章，對於病人用藥問題，會有更深入的探討。用藥只是複雜的醫療問題裡面，最容易被瞭解的，因爲多吃一顆降血壓或降血糖的藥，血壓或血糖的變化，很快就反映出來。但是用藥不當的嚴重性，也很不幸地，容易被一般民眾所忽視，以爲別人這樣吃都可以治病，自己依樣畫葫蘆又何妨？殊不知每一個人對同樣一種藥的反應，是相當獨特的，若是兩種、三種或更多種藥物一路加上去，其引起的作用、副作用或交互作用，更有難以捉摸的情況發生。

精明的醫師，洞悉這樣的可能性，會像大廚做菜，揣摩每種菜及配料，在那一種比例下最適當。但是無法像廚師那樣，可以從當場客人的反應知道這道菜是不是佳餚。醫師若無法精確掌握多重藥物的療效，最好的做法，就是要病人多跑幾趟醫院，以試出最佳的藥物或劑量組合。比較可能有嚴重作用或副作用的藥，例如控制血糖的胰島素，病人有時須要住院調整，避免在家調不好，產生致命的低血糖症。

用藥、調藥，固然因人而異，侵襲性處置或手術的選擇，有時更難有齊一的標準。以筆者從事的小兒外科這一行爲例，有一種先天性膽道閉鎖的病，在一九五九年日本東北大學葛西森夫（Morio Kasai）醫師發表他的手術法後，才有辦法解決第一道難題；讓肝臟裡的膽汁，可以經由細小膽管流出到腸道，疏解黃疸。可是問題馬上來了，有的病人膽汁流通不順，黃疸、肝硬化持續進行，須要肝臟移植解決，否則一旦肝硬化末期就等著走了。有的膽汁流通很好，黃疸也逐漸退了，但是膽管發炎跟隨而來。其中，有的人抗生素打了就把發炎壓下去，有的要打類固醇才壓得下去，有的怎麼用藥都無效，這時又面臨另外一個選擇，要不要再進行一次手術，把肝臟膽管接縫處的發炎組織清掉，讓膽汁有機會重新流通？後者牽涉到小兒外科醫師的經驗，筆者這方面經驗還算多，再一次手術的成效不錯[10]。但是也有一些醫師不這麼做，病人只能選擇換肝，或者家長放棄治療致小朋友被死神拉走。

從上述發生在幼兒身上的單一疾病，且無其他合併的問題，就有那麼複雜的選項，如果是患有多重疾病，手術風險又非常高的長者，其選項和流程，不僅更複雜，有時也很詭異，包括台灣特有的家屬及三姑六婆的意見，都要全盤納入考量。否則稍一不慎，發生閃失，醫療糾紛就會產生。

難道像急性闌尾炎（俗稱盲腸炎）這麼常見的外科疾病，也沒有大家都通用的治病流程，人人都可以照章全收嗎？抱歉，答案也是否定的！在過去，急性闌尾炎一旦診斷確立，不管是否穿孔引起局部膿瘍或腹膜炎，也不管發病時間有多長，一律先開刀再說。有時在嚴重腸黏連下手術，會在撥開黏連時發生腸壁破損，導致腸管表皮瘻管的重大甚至致命性併發症。現在則會先評估病人狀況，是否選擇先打抗生素把發炎壓下去，之後再以常規方式手術拿掉闌尾，對病人最有利，當然就不會冒然進行重大甚至可能引發致命併發症的緊急闌尾切除術！

不管是少見或常見的疾病，都可以看到醫療問題的複雜性，以及治療成果的不確定性。很多無法事先提供標準答案，有的還免不了且戰且走。醫療不一定有常規，這是國立臺北大學法律學系鄭逸哲教授，常常告訴法界及醫界人士的卓見[11]，表示他對醫療問題有極深入的瞭解，避免法界人士一碰到醫療糾紛，就用常規治療流程框住思維，畢竟每一個人都是獨特的，在個人化醫療（personalized medicine）或精準醫療

（precision medicine）未到位前，尊重個體差異，尊重醫療人員的臨床裁量，才是眾人之福！

參考文獻

references

註① Blank S, Brady M,et al. Circumcision policy statement. American Academy of Pediatrics Task Force on Circumcision. Pediatrics. 2012 Sep; 130（3）: 585-6.

註② Caring for Your Baby and Young Child: Birth to Age 5, 6th Edition, Copyright © 2015 American Academy of Pediatrics. Last Updated：二〇一五年十一月二十一日。

註③「花與包皮的聯想三部曲」莊錦豪撰：《中國時報》民國八十五年十一月十四日及民國八十五年十一月十五日，第三十三版。

註④ 台大醫院營養室：「鹽」多必失：https: //www.ntuh.gov.tw/DD/education/DocLib6/鹽多必失.pdf

註⑤ 衛生福利部國民健康署「二〇一一年健康危害行為監測調查」，二〇一三年十二月五日發佈資料。

註⑥ Redon J, Olsen MH, et al. Stroke mortality and trends from 1990 to 2006 in 39 countries from Europe and

Central Asia: implications for control of high blood pressure. Eur Heart J. 2011 Jun; 32（11）: 1424-31.

註⑦ Kuklina EV, Tong X, et al. Epidemiology and prevention of stroke：a worldwide perspective. Expert Rev Neurother. 2012 Feb; 12（2）: 199-208.

註⑧ Aburto NJ, Ziolkovska A,et al. Effect of lower sodium intake on health: systematic review and meta-analyses. BMJ. 2013 Apr 3; 346: f1326.

註⑨ Graudal N, Jürgens G,et al. Compared with usual sodium intake, low-and excessive-sodium diets are associated with increased mortality: a meta-analysis. Am J Hypertens. 2014 Sep; 27（9）: 1129-37.

註⑩ Mendoza MM, Chiang JH, et al. Reappraise the effect of redo-Kasai for recurrent jaundice following Kasai operation for biliary atresia in the era of liver transplantation. Pediatr Surg Int. 2012 Sep; 28（9）: 861-4.

註⑪ 《臨床裁量權vs.醫療常規》，鄭逸哲著，瑞興圖書股份有限公司，二〇一四年十二月出版。

第九章

健康檢查：益壽延年還是驚恐連連

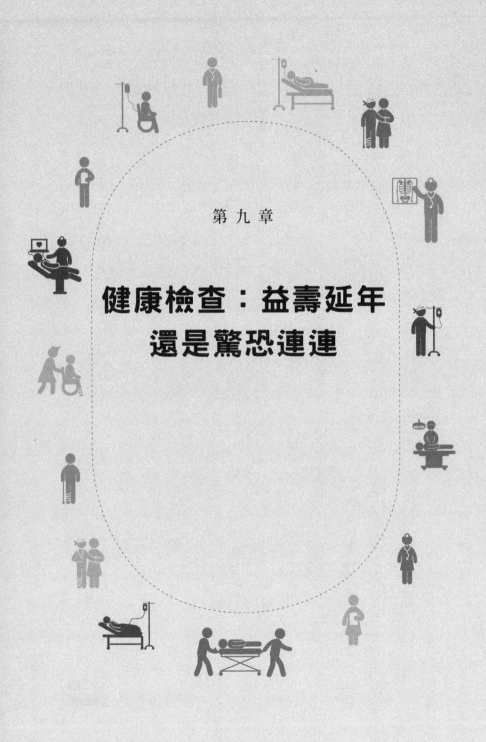

健康檢查讓我面對殘酷的事實

在高雄長庚紀念醫院服務的好處是，依據我們的年紀，每隔一段時間會提醒我們做健康檢查，項目也隨著年齡及職務調整。還年輕的時候，每一項檢查出來的數字都很漂亮，讓我掉以輕心，甚至於覺得年年健康檢查，還眞累贅煩人。大約十二年前，抽血檢查發現空腹之三酸甘油脂，飆升至每百毫升有四百毫克以上，已經是警訊。但是前一天晚上吃了大餐，雖然空腹時間充足，還自我安慰這不正常數值是大餐效應，不必大驚小怪。直到第二年，也就是二〇〇五年的春天三月，從藤枝森林遊樂區開車回來的路上，突然感到天旋地轉，好像碰到八級以上的地震，趕緊將車子停靠路邊，問了同車朋友，沒有地震這回事之後，才驚覺勢態嚴重，身體確實出狀況了。

回來後不久，碰上醫院體檢，三月十七日空腹之三酸甘油脂居然破千，每百毫升血液有一千一百四十六毫克，比前一年的四百多，竄升幅度驚人。顯然前一年的數值確是警訊，先前不時暈眩，已經放出警告。由於有幸擔任醫院主管，健康檢查項目更多，其中涵蓋頸動脈超音波檢查，發現頸動脈有狹窄鈣化的現象，還好不是很嚴重，可以努力再造。立即從飯量及其他碳水化合物下手，每餐至少砍掉一半以上。先前喝咖啡加糖，甚至於嗜吃含糖冰品的「惡習」，也一律戒掉。運動習慣也跟著大幅度調整，原先幾乎只有假日才與朋友爬山運動的做法，改成無時無刻不動，只要有樓梯可以往上，不管多高，一律往上爬，就不坐電梯或電扶梯。每天下班回家，無論多晚，都要在住家附近快走至少二十分鐘以上。

如此再造，不僅一個多月後，於四月二十三日檢驗之空腹三酸甘油脂降到一百五十以下，變成每百毫升只有一百三十一毫克，而且一直保持平穩至今。當然，頸動脈狹窄的問題，一路追蹤下來，沒有再進行或惡化。這幾年也絕少出現暈眩現象，這一切得感謝例行健康檢查帶來的好處，讓自己來得及改造身體。

當然，體檢不是只報喜不報憂。六年多前，第一次做低劑量胸部電腦斷層攝影檢查，發現胸腔正中間胸腺部位，居然出現一顆橄欖大小的腫瘤。我們的放射診斷科醫師，馬上打上胸腺瘤的病名，當然希望我找胸腔外科醫師討論開刀拿掉，永絕後患。先前自己接受過三次其他部位的小手術，挨刀不是大問題，何況我們醫院胸腔外科醫師技術高超，可以放心交給他們做。但是這個部位開刀要鋸開胸骨，想到爲了一顆小小腫瘤自己居然要被開膛，就不寒而慄！

胸腺是身體很重要又特別的免疫器官，出生的嬰兒，胸腺很大，和它當時扮演的建立嬰兒免疫系統的角色，恰如其分。之後，功成身退，胸腺也逐漸退隱變小。但是，什麼時候它會完全消失不見，其實沒有確實數據告訴我們。有人估計活到一百零五歲，胸腺功能才會消失殆盡，而胸腺組織到五、六十歲以後，才會變成小不拉嘰

[1,2]。在這過程中，是否有人會像我一般變成胸膛內橄欖大小，像紡錘形狀又均勻的「腫瘤」，就算有經驗的胸腔外科醫師，也無法準確回答。

其實這就是高科技下的產物之一：偶見瘤（incidentaloma），顧名思義就是在健康檢查，或者因爲其他疾病做的檢查，意外發現的腫瘤，受檢者沒有腫瘤相關的症狀。偶見瘤可能是早期的惡性腫瘤，也可能是良性腫瘤或其他無舉足輕重的發現，例如先前組織損傷或感染癒合留下的疤痕。有趣的是，早在二〇〇五年，現代盛行的健康檢查項目之一：全身斷層掃瞄，已經有人發表結果在放射診斷權威雜誌上。該文共涵蓋一千一百九十二名受檢者，其全身斷層掃瞄的驚人發現，足資大家參考[3]。受檢者平均年齡五十四歲，女性佔三五％，其餘爲男性。在這全身斷層掃瞄總覽裡，總共有三千三百六十一項異常發現，意即平均每位受檢者有二・八一項發現，分布從脊椎、腹部血管、肺臟、腎臟到肝臟都有，絕大多數是良性。只有三七％須要進一步檢查評估。倒是這篇報告沒特別提到胸腺瘤。

另外一篇舊金山加州大學發表的研究報告，追蹤從二〇〇〇年元月至二〇〇八年八月，在八千四百六十四名健檢者使用全身PET／CT檢查上，看先前無甲狀腺癌病史者，從中發現該惡性腫瘤比率。結果發現偶見瘤出現於甲狀腺者一百五十六人，機會是一・八四％。其中只有四十人（三八％）切片後發現是惡性，比率偏低，因此該篇報告作者不推薦例行使用PET／CT去找是否有新長出來的腫瘤，但是有癌症病史者應該執行PET／CT檢查[4]。

話說回來，我胸腔裡面那顆像女人胸前綴飾一般的偶見瘤，到底是殘餘的胸腺，還是新長出來的腫瘤，到底是良性還是惡性，問了很多院內同仁，包括自己的醫師老婆，還是沒有人敢打包票，下診斷。爲了保險起見，多數人仍勸我開刀拿掉。他們當然都爲了我好，但是躺在手術台上，被硬生生打開胸膛的感覺實在不太好。想一想，已經過了六十歲，這顆寶貝說不定和我和平相處很多年，何必急於出手，何不追蹤看看？於是在看了那麼多偶見瘤的報告之後，決定豁出去，和這顆寶貝再共渡往後歲月！很幸運的是，追蹤幾年下來，這顆寶貝對我還算仁慈，不但沒有長大，還自我矮化變小。

歲月畢竟不饒人，健康檢查讓我再度面對殘酷的事實，二〇一六年初低劑量胸部電腦斷層攝影檢查，又有新發現，肺部居然出現幾塊反白的片狀區塊，顯示可能有液體積瀦，不排除有新狀況，壓迫或堵住支氣管。幫我看片的好友高常發醫師，比我還緊張，要我在短時間內進一步追蹤檢查。個人自忖無症狀，認爲是老化造成肺臟上皮功能退化，一時排痰不順引起，但是腫瘤或其他東西堵住的可能性不能排除。好友的關懷不能掉以輕心，三個月後，再做一次檢查，還好反白的片狀區塊不見了，心中重擔又減輕一些。

雖然這一波又一波的風浪已經暫時平息下來，但是，我很清楚，隨著年紀漸長，健康檢查的異常發現，一定有增無減，只是希望自己不須要面對太多的驚嘆號！

健康檢查助人益壽延年，也讓人驚恐連連

健康檢查是體現醫學上預防重於治療最具體的措施之一。以前述筆者自己的經驗爲例，若無健康檢查，高血脂及相關異常帶給我的麻煩，不會只是暈眩，恐怕無預警的中風或心血管疾病很快找上門來。但是健康檢查眞的是好處蓋頂，無須讓受檢者檢查前有所警覺嗎？

《讀者文摘》中文版二〇〇九年五月那一期，有一篇「健康篩檢利弊知多少？」的文章[5]，適度反應許多人都會問的問題，健康檢查眞能保護我們的健康？還是麻煩製造者？一般人都知道預防重於治療，健康檢查毫無疑問地有它存在的必要性，但是

很多人誤解一次健康檢查可以查清楚身體大大小小的毛病，沒病安心，有病可以達到早期診斷，早期治療的目的。不幸的是，不僅一般人不了解健康檢查有它局限性，充斥著死角。很多醫師解讀時，也沒有說明清楚每一種檢查或檢驗，只代表該項檢查或檢驗的時間點，顯示某些器官組織當時的運作狀況，不代表明、後天，甚至於一、兩個月或更久以後的狀況，更不能擴大解釋該項檢查無法涵蓋的地方。不明此理，受檢者一旦生病，糾紛就產生。

即使《讀者文摘》推薦大腸癌、子宮頸癌及乳癌等三種癌症的篩檢，對一般民眾有好處，裡面也潛藏玄機。例如子宮頸抹片檢查的結果正常，容易讓受檢者鬆懈其他潛在的危險，例如抹片檢查的僞陰性率，雖然各家說法不一，仍可以高達二一%～三七%。雖然隨著技術精進，僞陰性率可以大幅降低，但是數字仍然可觀[6]。另外，子宮頸癌是子宮頸上皮長出來的鱗狀細胞癌，只有部分是子宮頸腺癌。兩者均和子宮內膜癌無關。後者無法藉由子宮頸抹片檢查篩檢出來。一旦篩檢正常，卻發生子宮頸附近器官，包括子宮長出的癌症，就有媒體不明就裡，誇大地報導健檢誤判，彷彿萬能健檢不該出錯。

檢查出來正常，固然容易被健康的假象所蒙蔽，檢查出來不正常，挑戰更大。信手拈來，就有一個例子，也出現在讀者文摘二〇〇九年五月那一期的報導，受檢者是一名放射線專科醫生，因電子大腸鏡及電腦斷層掃瞄發現腎、肝、肺都有問題，不排除癌症轉移或其他多發性疾病，因此進一步接受肝臟切片及胸腔鏡手術，術後身上還插了幾根管子，痛得死去活來，並花了五萬美元，最終竟然發現他根本沒有病！這當然是發現偶見瘤後，採積極治療的一個例子，他也因此是典型的先進科技「明察秋毫」下的受害者。

在二〇一四年一月那一期讀者文摘「前列腺癌的治療」專文報導[7]，作者列舉幾名ＰＳＡ值異常者的選擇，雖然積極治療者大有人在，但是也有選擇追蹤，ＰＳＡ值隨後下降的例子。後者例子主要因他哥哥體檢發現ＰＳＡ值異常，懷疑前列腺癌，於是採取積極配合治療，期間痛苦不堪，癌細胞仍然無情地侵犯骨頭，讓後者心生警惕。幾經考慮，不願重蹈哥哥率然接受治療的覆轍。其實像ＰＳＡ這樣的檢查，在第六章曾經提到，其僞陽性率非常高。所以，不能看一次數值就冒然採取行動。

健康檢查可以是麻煩製造者，除了前述放射線專科醫生，在第六章提到我的表哥的故事，也是活生生的例子，主要異常發現之後的處理不當，造成當初難以想像的後果。在衡量健康檢查的好壞處之後，來自瑞士的一篇公允的報導，值得大家參考。很多醫師會誤以爲一般人閒閒沒事幹，疑神疑鬼，才會做健檢，想找一下有沒有不正常的地方，以便及早處理。其實，除了公司行號例行給員工的德政，多數人健檢起因在無法解決的症狀，例如長期咳嗽，也有因家族中很多成員死於某一種特定疾病如癌症，而特別注重該注意的項目。在這樣的情況下，例行健檢的好處比較容易彰顯出來。而且很有意思的是，如果受檢者（病人）的家庭醫師、或者常看診的主治醫師積極參與意見，幫受檢者注意健檢的項目，健檢的結果無論如何，這位醫師與病人的關係會更好，這彷彿是生命共同體的體現[8]！對於忙碌又看病時間有限的台灣，平常難以做到面面俱到，對某些情況有疑慮又願意花一點錢的病人，這篇報導所講的，毋寧是醫師與病人間的潤滑劑。

加拿大醫學會雜誌，更直接了當，列舉五點他們認定的健康檢查的眞相：

（一）定期健康檢查自工業革命時代就已經存在，主要是雇主希望他們的員工保持健康，有利於生產。

（二）雖然很多國家鼓勵四十至七十五歲的人做例行健檢，但是它的價值還不是很確立。

（三）就像打疫苗預防傳染病，健檢可以幫忙受檢者篩檢潛在的危險，讓受檢者來得及採取預防措施。

（四）從健檢過多的檢查和曝露的風險，目前仍難評斷是否真能減少受檢者的罹病率與死亡率。

（五）健檢對不常看病，或者有多重慢性病的病人，可以幫忙弄清楚狀況，改善醫師與病人之間的關係[9]。其中第二項健檢價值不是很確立，以及第四項難判斷能否減少受檢者的罹病率與死亡率，其背後的原因在於目前還缺乏大規模地應用統計方式，和沒有接受健檢的民眾比較健檢的成效，並不是刻意否認健檢的價值。

說了那麼多，讀者大概像霧裡看花，搞不清楚健檢到底該做還是不做最好？綜合各家看法，以及個人的一點經驗，提出幾點意見供大家參考：

（一）健檢有必要，但也有風險，尤其大腸鏡這樣的侵襲性檢查，固然可以幫助受檢者找出早期大腸癌，也可能造成大腸穿孔的併發症，即使發生比率很低，也須告知並尊重受檢者的個人抉擇。

（二）重視個人遺傳及家庭環境背景，儘量以客製化的原則執行健檢，不必亂槍打鳥，切勿以為一網打盡所有項目就安啦！

（三）執行健檢者切勿給受檢者安全的假象，一項檢查只代表一個地方，在一個特定時間點檢查過。

（四）不要過度解讀偶然的發現，也不能忽視數字背後潛藏的危機。最重要的是，提供受檢者足夠的訊息，針對偶然的發現，在過度治療與治療不足間，取得足以供受檢者做出最有利於他（她）自己的判斷。

品質無限，萬壽無疆

史書記載秦始皇派徐福率三千童男女，到有神仙居住的蓬萊或瀛洲三座仙山，求長生不老仙丹。仙丹沒有求成，秦始皇終歸還是在五十歲出巡時駕崩。秦始皇統一中國，一輩子做的事情，不論好壞，比十個平庸的皇帝還多。雖然他憧憬永生，但是也很理智地從年輕時代就開始建驪山陵，到他病逝，總共花了三十多年。從出土的兵馬俑，可以想像得到當年工程之浩大。秦始皇東征西討，統一度量衡，建立各種制度，顯然操勞過度，死前已經重病在身，就算有仙丹，也無福消受。

老化是不可逆的自然現象，但是不服老的例子還是不少，最著名的莫過於《史記》記載之「廉頗藺相如列傳」，提到廉頗被免職後，跑到魏國，想和趙王謀職，趙王派人去看他的身體情況。廉頗還能吃一斗米飯、十斤肉，隨後被甲上馬，以示尚可用。趙王問使者：「廉頗老矣，尚能飯否？」使者回報：「廉頗將軍雖老，尚善飯。」然而趙王仍然沒有重用他，因爲使者發現他在訪視中間，上了三次廁所，顯然掩飾不了老化帶來的病態！

也有未屆高齡，卻自認老態龍鍾的例子，其中最著名的，莫過於韓愈，在其《祭十二郎文》中提到：「吾年未四十，而視茫茫，而髮蒼蒼，而齒牙動搖。念諸父與諸兄，皆康強而早逝，如吾之衰者，其能久存乎？」視茫茫、髮蒼蒼及齒牙動搖，都是典型老化的徵兆。

一般例行健檢，並無評估老化的項目，但是老年人口劇增，生活須要他人幫忙的人越來越多。子女或跳下來親自服侍，或找本土安養機構安頓，但是爲避免老人抗拒離開熟悉的環境，而子女又須要工作養家，更常見的情形是請人到家服侍。在工資高漲的台灣，請本地人全天候服侍，所費不貲，於是動用到申請外勞幫忙。爲避免申請浮濫，排擠本地人的工作權益，政府採用巴氏量表（Barthel Index），評估老人日常生活功能，做爲全民健保申請居家護理作業的收案標準，以及申請外籍看護工的標準。這十項功能包含進食、輪椅與床位間的移動、個人衛生、上廁所、洗澡、行走於平地上、上下樓梯、穿脫衣服、大便控制及小便控制。

在年輕的時候，想都不用想，上述十項當然全能，好像是做人的基本要件一樣。年紀漸長，雄風不再，開始有一項、兩項逐漸失去功能，像車子老舊一般，狀況一個接著一個。如果有失智、巴金森氏症或其他慢性病來攪局，老化速度將更快。除了前述巴氏量表，現在也有其他工具來衡量老年人的日常生活活動（英語：Activity of daily livings，簡稱ADLs）或工具性日常生活活動（Instrumental activities of daily living，簡稱IADLs）。前者主要看個人自我照顧及生活獨立程度，後者主要透過常用居家工具看老人和他人與環境互動的能力。影響這些指數表現的因素很多，除了前述慢性病，包括年齡、性別、教育程度、獨居、子女、口腔衛生乃至於經濟狀況，在在都重要。

有一篇評估美國六十歲以上華裔老人身體狀況的文章，足以反映我們關注的問題。該篇文章調查的對象總計三千一百五十九位，雖然其中只有七・八％的老人在ＡＤＬｓ項目表現失能，卻有一半的人（五〇・二％）在ＩＡＤＬｓ項目表現異常。分析原因，除了高齡及有病在身，也發現女性、教育程度低、未婚、少與人互動、子女太少、來美國時間太短以及在社區住的時間不夠長，都會顯著地影響六十歲以上華裔老人的體能表現[10]。

這其中一些關鍵因素，恰巧反映「禮運大同篇」所祈望「鰥寡孤獨廢疾者皆有所養」。可見先賢的智慧，早已洞悉這些弱勢、鰥寡孤獨廢疾的人，早晚會成爲失能的老人，或甚至於成爲日本藤田孝典所寫的「下流老人」[11]！

在功能異常之外，老年人的健檢結果，只能用「江河日下」來形容。在本章第一節，我們提到應用全身斷層掃瞄，在平均年齡五十四歲受檢者，每位平均有二・八一項發現。我們可以合理地推測，隨著年事漸高，異常發現必然越多。有人應用（18）F－FDG PET／CT，檢查七十六位（女性三十位，男性四十六位）從二十二至九十一歲的人身上主動脈與周邊動脈粥狀硬化的程度，發現隨著年紀增加，無論主動脈或周邊動脈，其造影都與年俱增，意味粥狀硬化的程度，也一路上飆[12]。

數字不會騙人，客觀的科學數據，更無法隱瞞長生不老的假象。除非我們有能力扭轉老化所引起的生活與生命品質的日益低落，否則「萬壽無疆」仍然是人類遙不可及的夢想！這也呼應最近的研究報告，顯示人類壽命的上限在一百一十五歲[13]。在這之前，例行健檢的結果，也勢必隨著年齡往上而紅字連莊、觸目驚心，但看上了年紀的人，如何處變不驚了！

參考文獻

references

註① Steinmann GG,Klaus B,Müller-Hermelink HK. The involution of the ageing human thymic epithelium is independent of puberty. A morphometric study. Scand J Immunol. 1985 Nov; 22（5）: 563-75.

註② George AJ,Ritter MA. Thymic involution with ageing: obsolescence or good housekeeping? Immunol Today. 1996 Jun; 17（6）: 267-72.

註③ Furtado CD, Aguirre DA, et al. Whole-body CT screening: spectrum of findings and recommendations in 1192 patients. Radiology. 2005 Nov; 237（2）: 385-94.

註④ Pampaloni MH, Win AZ. Prevalence and characteristics of incidentaloma discovered by whole body FDG PETCT. Int J Mol Imaging. 2012; 2012: 476763.

註⑤ Helen Signy 撰「健康篩檢的抉擇」，《讀者文摘》中文版二〇〇九年五月，第62～68頁，該期封面題目爲「健康篩檢利弊知多少」。

註⑥ Goodman A, Chaudhuri PM, et al. The false negative rate of cervical smears in high risk HIV seropositive and seronegative women. Int J Gynecol Cancer. 2000 Jan; 10（1）: 27-32.

註⑦ Anita Bartholomew，林宜靜撰「前列腺癌的治療」（Straight talk about prostate cancer），《讀者文摘》中文版二〇一四年一月，第一〇八～一一五頁。

註⑧ Virgini V, Meindl-Fridez C, et al. Check-up examination: recommendations in adults. Swiss Med Wkly. 2015 Jan 30; 145: w14075.

註⑨ Ponka D. The periodic health examination in adults. CMAJ. 2014 Nov 4; 186（16）: 1245.

註⑩ Dong X, Chang ES, Simon MA. Physical function assessment in a community-dwelling population of U.S. Chinese older adults. J Gerontol A Biol Sci Med Sci. 2014 Nov; 69 Suppl 2: S31-8.

註⑪ 《下流老人——即使月薪五萬，我們仍將又老又窮又孤獨》籐田孝典著，吳怡文譯，大雁文化事業股份有限公司，二〇一六年四月出版。

註⑫ Pasha AK, Moghbel M, et al. Effects of age and cardiovascular risk factors on（18）F-FDG PET╲CT quantification of atherosclerosis in the aorta and peripheral arteries. Hell J Nucl Med. 2015 Jan-Apr; 18

（1）: 5-10.

註⑬ Dong X, Milholland B, Vijg J. Evidence for a limit to human lifespan. Nature. 2016 Oct 5. Doi: 10. 1038／nature19793. [Epub ahead of print]

第十章

最後一片葉子和克服疾病的力量

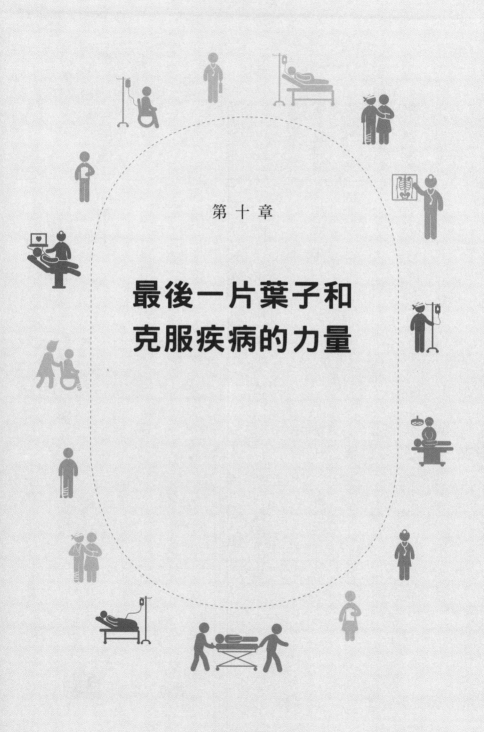

最後一片葉子

筆名奧亨利（O.Henry）的美國小說家寫過許多著名的短篇小說，其中「美奇的禮物」，已經在第三章提過。另一篇一樣令人感動的文章就是「最後一片葉子」（The Last Leaf）。

這篇小說描述一名暱稱瓊西（Johnsy）的婦人，因罹患肺炎，奄奄一息地躺在床上，望著窗外蔓藤上的葉子一片一片地掉下來，自忖來日無多，就像樹上的落葉，於是告訴她的室友蘇宜（Sue），等樹上的葉子掉光了，她就要走了！蘇宜認爲沒有這回事，婉言勸她不要再這樣胡思亂想。

同一棟大樓的樓下，住著一位年邁、失意的畫家伯曼（Behrman）先生，一直宣稱這輩子一定會有驚世的作品，只是不巧一直窮困潦倒。蘇宜拜訪伯曼，提到瓊西感染肺炎，即將走了，因爲她相信蔓藤上的葉子掉光的那一天，就是她的死期，而現在葉子所剩無幾。伯曼嘲笑這古怪的想法，認定這是無稽之談。不過，還是去瓊西家探病，也從她房間的窗戶看到牆壁上蔓藤僅剩的幾片葉子。

那天晚上，刮大風又下大雨，蘇宜將窗戶關上，窗簾拉上，但是瓊西抗議，因爲她注意到蔓藤上還有一片葉子，她要盯住它。蘇宜力勸她好好休息，等風雨過了再說。第二天，風雨歇了，她立即要蘇宜幫她打開窗戶，讓她看看蔓藤上的那一片葉子還在不在。出乎她意料之外，葉子還在，甚至再過一晚，這片葉子還是好端端地在蔓藤上。瓊西自此相信她已經逃過死劫，並自責不應該想得那麼地悲觀，居然認定自己會死而自暴自棄。於是鼓起勇氣，振作起來，身體漸漸好轉，也開始起床並關心周圍的事物。

等她好到可以離開床鋪，走到窗邊，她發現蔓藤上的那一片葉子是畫上去的，而伯曼自己卻感染肺炎走了！當然，那一片葉子也成爲伯曼生平所留下來最得意的作品！

在許許多多的慢性病裡面，惡性腫瘤是少數可以預知死期的疾病，尤其是癌症末期的病人，來日無多，常常屈指可數。對這些病人，末日的迫近，宛如瓊西數蔓藤上的葉子。不過，一如本篇故事最後的轉折，只要有一線生機，無法事先預知的意外仍可能發生。

在古柏曼醫師所著「第二意見——爲自己尋求更好的醫療」那本書的第七章[1]，作者描述一位三十五歲，罹患黑色素瘤末期的病人，身體多數器官都有癌細胞轉移，手術、傳統化學治療及放射治療都已經束手無策。作者當時是腫瘤科主任，正在執行新開發藥γ干擾素的臨床試驗，這位病人來得正是時候，可以試一試新藥的效果。但是抽籤結果他卻抽中了對照組而非實驗組，無緣試用新藥，病人當然非常不滿，抱怨古柏曼醫師是主任，居然不給他機會。經古柏曼醫師解釋，病人只好莫可奈何地接受抽籤的結果。這時作者想到幾年前在另外醫院進行的α干擾素的臨床試驗，建議病人試試看。雖然該藥對一種罕見的白血病及卡波西氏肉瘤，相當有效，但是對於治療黑色素瘤的臨床試驗結果不很成功，反應好的病人，也只不過緩解幾個月，之後癌症就大舉反撲。

這個病人已經走投無路，古柏曼醫師也抱著死馬當活馬醫的心情，兩造都願意試一下。沒想到捱過痛苦的療程後，病人奇蹟式地活了至少十三年，到作者執筆寫他這本書爲止仍好端端地。反而當初打算參加的γ干擾素的臨床試驗，事後宣告失敗[1]！眞是「塞翁失馬，焉知非福」。而這一試也彷彿成爲古柏曼醫師爲這個幾近絕望的病人畫的「最後一片葉子」！

克服疾病的力量

美國癌症醫學會，在網頁上貼上癌友希望的故事（stories of hope），讓願意站出來現身說法的病人，可以將親身經歷講出來，激勵同樣罹癌的人。其中一篇刊登在二〇一六年五月二十六日的文章，題目就叫做「Melanoma Survivor Gets Help, Shares Hope」。和前面一位病人一樣，這位名字叫做Rosemary Manbachi黑色素瘤末期的病人，本身是小兒科護理師，執業超過三十一年。身體多數器官都有癌細胞轉移，手術、傳統化學治療、免疫療法、標靶治療及放射治療都已經全部派上用場，依然束手無策。最嚴重的時候，胸腔、頸部、手腳、脾臟都佈滿癌細胞，痛苦不堪。病人抱定打死不退、永不屈服的個性，繼續和這難纏的黑色素瘤周旋。一年後奇蹟出現，癌細胞居然不見了！病人感激家人親友不間斷的支持，加上健康的飲食及規律的運動，以及不停地的治療追蹤，讓她得以克服病魔。從二〇一三年底追蹤到發佈消息時的二〇一六年五月，間隔兩年以上，癌症未再現身。

類似抗癌的故事，其實也常發生在我們的身邊，幸與不幸都有。這位病人提到的幾點都很重要。就目前醫學科技所知，體質在其中扮演關鍵性角色，這裡提到的體質，包括對抗疾病的抑癌基因是否夠強勢，或致癌基因是否突變，自然地，還有個人免疫及其他強化個人癒合的能力。對抗疾病和傷口癒合的過程，其實有異曲同工之妙。

上個世紀八〇年年代，舊金山加州大學附設醫院小兒外科醫師哈里森（Michael R. Harrison），開創胎兒手術新紀元，以治療胎兒早期就發生的先天性異常，例如橫膈膜疝氣，或切除身體快速生長的腫瘤，避免危及胎兒的生命和發育。姑且不論有多少病人因爲這項手術受惠，這項手術的最大貢獻之一，竟然是發現胎兒出生後，手術疤痕完全看不見。這種無疤痕的癒合現象，不僅讓參與的小兒外科醫師，感到不可思議，更令從事醫學研究的人，發現這可能是老天爺賜予人類最偉大的奧秘之一[2、3]。宛如船過水無痕，這個出生前、後傷口癒合的差異，也潛藏人類克服疾病的秘笈，只是窮三十年之力，至今對這現象的瞭解仍然有限，就像有些人術後傷口結疤特別明顯，有些人則否，這其間差異是否潛藏上述兩位病人克服疾病的能力，和治療終歸失敗而發生不幸的人不同，答案仍懸在天上。

除了少數已經被解開的基因，及身體有形物質如蛋白質組成的差別，可以解釋無疤痕的癒合現象，也解開一部分人與人之間對疾病反應及醫療效果的不同，其餘如是否有一股無形的力量或動力，幫助人類克服疾病，迄今仍然是一個謎團。如果個人的意志力或抗癌的信念，也算是體質的一部分，這部分的角色扮演及重要性，應該毋庸置疑。這裡面牽涉到目前漸漸被人重視的正向意念或意志力，也簡稱正念

（mindfulness）。

正念指的是專注個人現狀，包括思想、感覺和身體感受，並以開放、好奇及接納的態度，面對一切事物。執行正念的方式包含靜坐、瑜珈術等[4]，這種課程有人稱之「正念認知療法」（mindfulness-based cognitive therapy），或者稱之「正念減壓療法」（mindfulness-based stress reduction），療程可長可短。在筆者撰文的二〇一六年，知名的美國臨床腫瘤雜誌，分別在八月及十月，刊登令人驚艷的研究報告，針對乳癌治療存活患者疼痛、憂鬱、焦慮、恐懼再發以及生活品質等項目，進行有無參與六週[5]或八週[6]正念課程的隨機取樣臨床試驗，結果在上述所列的評核項目裡，參與正念課程或療程的病人，表現都顯著地比沒有參與的病人好！顯示正念有助於病人克服疾病帶來的痛苦，改善他（她）們的生活品質。雖然尚乏增進存活率的數據，但是有品質的生活，對多數癌症病人，已經是難能可貴的進展。

當然，除了癌症，正念課程或療程對其他慢性病如糖尿病，也有助於改善病人的生活品質，減少併發症的發生。正念是心力的展現，心力也會有交瘁的時候，如何讓這種克服疾病的力量充分發揮，以輔助其他有形、無形的療法，發揮最大的功效，仍有待醫界在未來努力以赴。很自然地，正常的飲食、起居及規律的運動，仍然是治療任何疾病重要的一環。

等待和希望

醫學的進展，使二次世界大戰後的人類壽命倍增，生活品質也巨幅改善。這種進展是全面性的，以筆者從事的外科這一行爲例，回顧外科專業在過去一百年的形成與演變，著實會令人吃驚。第一個外科專業組織—美國外科醫學會 the American Surgical Association（ASA）於一八八〇年成立，在一九〇〇年ASA理事長威爾（Dr. Robert F. Weir）發表的理事長演講稿「十二指腸穿孔性潰瘍」，威爾提出前五年從文獻上找到的六十名病例，加以分析，發現穿孔後三十小時才手術的病例全部死掉，而三十小時內手術的，只有三分之一死亡。他個人經手的唯一病例，是穿孔四天後才開刀，術後很快就走了[7]。結論很自然地是及早手術，才可以保命。以目前的標準看，這樣的報告，不僅粗糙，內容更是乏善可陳，但那卻是一百一十六年前美國外科界最高學會理事長的報告。從這份報告不難理解當時的醫療水平！

這份報告提到的手術，是維也納外科教授比爾羅特（Theodor Billroth）在一八八一年給一位胃癌患者執行的胃切除術，此術式奠定胃切除治療胃癌以及胃或十二指腸潰瘍穿孔之標準模式。一直到筆者當第二年住院醫師時的一九七九年，治療胃或十二指腸潰瘍穿孔或大出血，幾乎多用次胃全切除術。如果病人的潰瘍，用制酸劑或其他藥物都無效，但是還沒有發生穿孔或大出血等併發症，爲減少胃酸分泌，又不切胃，只針對胃迷走神經給予切斷的手術，亦即所謂的高選擇性迷走神經切斷術（highly selective vagotomy），有一陣子大行其道。外科在治療消化性潰瘍的角色，舉足輕重，甚至於權傾一時！

一九八二年，一位在澳洲當內科研究員的Barry Marshall，夥同病理科同事Robin

Warren，共同研究生長於胃的一種螺旋桿菌，最後證實這種細菌，就是造成消化性潰瘍的元兇。這個劃時代的發現，不僅讓兩位醫師拿到二〇〇五年的諾貝爾生理及醫學獎，更將百年來治療胃潰瘍或十二指腸潰瘍的次胃全切除術，或高選擇性迷走神經切斷術，葬送到醫學史蹟裡。胃潰瘍或十二指腸潰瘍，從此變成內科疾病，只有在發生像穿孔這樣嚴重的併發症，才會找外科醫師用比較簡單的手術方式解決。

在其他醫學領域，如人工心肺機的發明，使患有先天或後天性心臟病的病人，得以開心手術挽回即將危害病人性命的心臟。以及像骨科許多內固定器的研發，使有下肢骨折或嚴重退化性關節炎的病人，可以重新站起來走路。而微創手術的研發使外科從二十一世紀開始，正式進入小而美的世界。

一九六六年，有一部在台灣上演的好萊塢電影，英文片名叫做「Fantastic Voyage」，當時進口的片商請人翻譯成「聯合縮小軍」。故事描述一名蘇聯科學家逃到美國，因爲他的腦血管遭到間諜破壞而命在旦夕。五名美國醫生乃被縮小成幾百萬分之一，置於膠囊中，注射進科學家體內進行血管手術，挽救他一命。該片不僅構想新穎，生動有趣，爲科幻片題材開創了新天地，也預告微創手術或以微創方式治療疾病的新紀元。

法國作家大仲馬（Alexandre Dumas），有兩本曠世巨著，一本是《三劍客》（*The Three Musketeers*），另外一本是《基度山恩仇記》（*The Count of Monte Cristo*），後者在一八四四年出書，立刻造成轟動。故事圍繞在本名 Edmond Dantès 的法國馬賽年輕人身上發展，在結婚當天被誣陷入獄，關在暗無天日的小島地牢，驚險逃脫出來後，經商成功，化名成東方來的基度山伯爵，出入巴黎達官貴人的生活圈，並積極展開復仇。故事非常曲折離奇，引人入勝。大仲馬在這本書的最後，講了一句傳誦百年的名言：「人類的一切智慧總括在兩個字裡面—等待和希望」（All human wisdom is summed up in two words "Wait and hope".）

單以外科在過去一百年的蛻變，我們可以看到許許多多令人驚訝的發展。其他醫學的進展，更是一日千里。個人化的醫療，已經近在咫尺。雖然我們仍然而無法擺脫生老病死的宿命，但是活得長又有品質，對多數人已經不是夢。只要可以等待，就可以長懷希望，擁抱高品質的歲月。

參考文獻

references

註① 《第二意見──爲自己尋求更好的醫療》（Second opinions：stories of intuition and choice in a changing world of medicine）古柏曼（Gerome Groopman）醫師著，陳萱芳譯，天下文化出版，二〇〇二年出版。

註② Larson BJ, Longaker MT, Lorenz HP. Scarless fetal wound healing: a basic science review. Plast Reconstr Surg. 2010 Oct; 126（4）: 1172-80.

註③ Adzick NS, Longaker MT. Scarless fetal healing. Therapeutic implications. Ann Surg. 1992 Jan; 215（1）: 3-7.

註④ 《靜坐的科學、醫學與心靈之旅：二十一世紀最實用的身心轉化指南》楊定一、楊元寧著，天下生活出版，二〇一四年出版。

註⑤ Johannsen M, O'Connor M, et al. Efficacy of Mindfulness-Based Cognitive Therapy on Late Post-Treatment Pain in Women Treated for Primary Breast Cancer: A Randomized Controlled Trial. J Clin Oncol. 2016 Jun 20. [Epub ahead of print]

註⑥ Lengacher CA, Reich RR,et al. Examination of Broad Symptom Improvement Resulting From Mindfulness-Based Stress Reduction in Breast Cancer Survivors: A Randomized Controlled Trial. J Clin Oncol. 2016 Aug 20; 34（24）: 2827-34.

註⑦ Pruitt BA Jr. Centennial changes in surgical care and research. Ann Surg. 2000 Sep: 232（3）: 287-301.

愛生活 019
醫療大觀園

作　者—莊錦豪
視覺設計—李宜芝
主　編—林憶純
行銷企劃—許文薰
董 事 長—趙政岷
總 經 理—趙政岷
第五編輯部總監—梁芳春
出 版 者—時報文化出版企業股份有限公司
10803 台北市和平西路三段二四〇號七樓
發行專線—（〇二）二三〇六六八四二
讀者服務專線—〇八〇〇二三一七〇五
（〇二）二三〇四七一〇三
讀者服務傳真—（〇二）二三〇四六八五八
郵撥—一九三四四七二四時報文化出版公司
信箱—台北郵政七九～九九信箱
時報悅讀網— www.readingtimes.com.tw
電子郵箱— history@readingtimes.com.tw
法律顧問—理律法律事務所 陳長文律師、李念祖律師
印　刷—勁達印刷有限公司
初版一刷—二〇一七年三月二十四日
定　價—新台幣二八〇元
（缺頁或破損的書，請寄回更換）

時報文化出版公司成立於一九七五年，
並於一九九九年股票上櫃公開發行，於二〇〇八年脫離中時集團非屬旺中，
以「尊重智慧與創意的文化事業」為信念。

國家圖書館出版品預行編目（CIP）資料

醫療大觀園 / 莊錦豪 著 . –
初版 . -- 臺北市 : 時報文化 , 2017.03
256 面 ; 14.8 ╳ 21 公分

ISBN ISBN 978-957-13-6882-5 (平裝)

1. 醫病關係　2. 醫病溝通　3. 醫療服務

419.47　　105024915

ISBN 978-957-13-6882-5
Printed in Taiwan